脳神経外科医が教える
頭と体からアプローチする
ストレスマネジメント

森の木脳神経脊髄外科院長
古賀久伸
Koga Hisanobu

幻冬舎MC

脳神経外科医が教える

頭と体からアプローチするストレスマネジメント

はじめに

肩や首がひどくこる、眠れない、常に頭痛がつきまとう……

こうした慢性的な症状を抱える人は少なくありません。

単に苦痛や不快感があるというだけでなく、仕事のパフォーマンスを落としたり、つい表情や態度に出て周囲の人たちとのコミュニケーションに影響したりすることもあり、問題は深刻です。さらに、こうした症状は病院で診てもらっても薬を飲んでもなかなか改善されず、医師も原因すら分からないとさじを投げてしまうこともあります。

では、このような慢性疾患を抱えてしまったら生涯付き合っていかなければならないのか――決してそんなことはありません。

私は脳神経外科医として多くの脳・脊髄・神経の治療・診察に携わってきました。これまでに私が培った知見からすれば、この原因不明の慢性疾患のほとんどは自律神経の乱れが原因であると断言できます。

自律神経には、緊張状態を作る交感神経とリラックス状態を作る副交感神経があり、両者がバランスをとりながら働いています。このバランスが崩れるとさまざまな慢性症状が現れるのです。

そして交感神経と副交感神経のバランスを崩す大きな原因がストレスです。ここでいうストレスは、よく「人間関係のストレス」などといわれる心理的なものに限りません。医学的には本来、「心身にゆがみが生じた状態」をストレスといい、その要因は心理的・精神的なものに限らず、寒さ・暑さといった環境的要因、疲労・睡眠不足といった身体的要因など多岐にわたります。現在では一般に、この要因のことをストレスと呼んでいます。

一般的な治療や薬では治せない症状の改善を目指すには、その広い意味でのストレスをうまくコントロールすることがカギになるのです。私はこの考えに基づいて、ストレスをコントロールするさまざまな方法を考案し、多くの患者に伝えてきました。それが、本書で紹介するストレスマネジメントです。

ストレスのコントロール方法にはイメージトレーニングなどの頭からのアプローチと、姿勢、歩き方、呼吸法などの体からのアプローチがあります。いずれも、誰にでもできる簡単なものばかりです。

実際、私の患者のなかにはストレスマネジメントを実践して、その後の慢性症状がなくなった人が数多くいます。私自身も80歳まで現役の脳神経外科医を続けるという目標に向けて、日々欠かさず実践しています。

本書では、頭と体両方からのアプローチでストレスを管理する方法を分かりやすく解説します。しつこい慢性症状を改善・解消するために、また、人生100年時代を最後まで元気に生き抜くために、本書をお役立ていただければ幸いです。

目次

第2章

ストレスを管理して不調を取り除く 脳と自律神経、神経伝達物質の基礎知識

第3章

【頭からアプローチするストレスマネジメント】記憶の管理、感情の言語化、スイッチング……脳と自律神経を〝イメージコントロール〟で整える

第4章

【体からアプローチするストレスマネジメント】
立ち方、歩き方、呼吸法……
脳と自律神経を〝ボディコントロール〟で整える

第5章

ストレスマネジメントで自らを癒やす――神経伝達物質や自律神経のバランスを整えて快適な毎日を送る

第1章

頭痛、肩こり、不眠、イライラ……
病院に通っても改善できない
体と心の不調

治らない慢性的な不調

現代の日本には、仕事や人間関係によるストレス、不規則になりがちな生活習慣、高齢化などを背景に、頭痛や肩こり、不眠、倦怠感などの慢性的な不調に悩まされている人がたくさんいます。

厚生労働省が2022年に行った「国民生活基礎調査」によると、病気やケガなどの自覚症状のある人の人口1000人中の割合（有訴者率）は276・5で、4人に1人以上がなんらかの症状を抱えており、頭痛や肩こり、手足の関節の痛み、腰痛などの症状を訴えています。年齢が上がるにしたがって有訴者率は高くなり、65歳以上で418・2、75歳以上で約474・6がなんらかの症状を自覚しています。高齢化が進むこれからの日本では、腰痛や肩こりなどの慢性的な不調に悩まされる人がさらに増加すると予測されます。

また海外の研究では、成人の4～5人に1人がなんらかの慢性的な不調を抱えていると推定された報告もあります。日本を含む多くの国で、慢性的な不調に悩まされる人が多いことが分かります。

慢性的な不調によく見られる症状と、それらを引き起こすと思われる要因は次のとおりです。

●頭痛

頭痛には、数年以上前からくり返し起こるのに明確な原因を特定しにくい「一次性頭痛」と、脳出血や脳腫瘍などの疾病によって起きる「二次性頭痛」の２種類があり、慢性的な頭痛は一次性頭痛に該当します。一次性頭痛の代表的な症状として、次の３つがあります。

片頭痛……片側のこめかみを中心に、ズキンズキンと脈打つように痛む
緊張性頭痛……頭全体が締めつけられるように痛む
群発頭痛……片側の目の奥がえぐられるように強く痛む

片頭痛、緊張性頭痛、群発頭痛は精神的な緊張やストレス、睡眠不足、疲れ、肩こり、運動不足などによって起こることが多いです。

●肩こり

肩こりの多くは運動不足や睡眠不足、過労、姿勢の悪さなどから生じますが、近年では精神的ストレスを多く感じている人は、肩こりや腰痛などの痛みを感じやすいというデータがあります。病気が原因ではないケースがほとんどですが、なかには、椎間板ヘルニア、頸椎症《けいついしょう》や後縦靱帯骨化症《こうじゅうじんたいこっかしょう》のほか、肺などの内臓疾患や高血圧が原因のものもあります。

●不眠

不眠には寝つきが悪い「入眠障害」、睡眠中に何度も目が覚める「中途覚醒」、早朝に目が覚めて再入眠できない「早期覚醒」などがあります。

不眠はストレスなどの心理的原因、不安や抑うつなどの精神医学的原因、服用している薬やアルコール、カフェイン、ニコチンなどが影響する薬理学的原因、外傷や関節リウマチ、湿疹といった痛みやかゆみを伴う疾患などの要因によって起こると考えられています。

●イライラ

慢性的なイライラはホルモンバランスの変化や睡眠不足、疲労の蓄積、環境要因などが関係しています。特に生活リズムの乱れや体調不良が続くと感情の起伏が激しくなり、イライラしやすくなります。

これらの身体的・精神的な慢性的不調は明確な原因を特定しにくく、根本的な治療が難しいケースも少なくありません。「どこかに治してくれる医者はいないか」と、複数の医療機関を次々と受診する、いわゆる「ドクターショッピング」をする人もいます。

慢性的な不調に悩む患者を診察して気づいたこと

私は長崎市近郊で脳神経外科クリニックを営んでいます。クリニックには頭痛や肩こり、不眠、イライラなどに悩む患者がしばしば来院します。患者は「この慢性的な症状は、脳に関する深刻な病が原因で起きているのではないか」と心配し、しっかり検査をしてほしいと訴えてきますが、深刻な病気が原因であるケースはまれです。

慢性的な不調で来院する患者を診察するうちに、私はそれらの不調に自律神経の乱れが影響していることに気づきました。

自律神経は全身に分布しており、私たちの意思に関係なく、自動的に体のさまざまな部分をコントロールします。例えば内臓の動きや代謝、体温調節、血流など、生命の維持に欠かせない働きを司っています。精神的なバランスを正常に保つ働きもあります。

また、自律神経は交感神経と副交感神経で成り立っています。交感神経は体の機能を活性化させる神経で、例えば血圧を上昇させる、心拍数を上げる、筋肉を緊張させるなどが代表的な働きです。

一方、副交感神経は体をリラックスさせるときに働く神経です。交感神経とはまったく逆で、血圧を低下させる、心拍数を下げる、筋肉を弛緩《しかん》させるなどの働きをします。

交感神経と副交感神経がバランス良く活性化していると、自律神経の働きが良くなり、心身が安定します。

逆に交感神経と副交感神経のバランスが崩れると、自律神経の働きが乱れ、頭痛やめまい、肩こり、腰痛、疲労感やイライラなどの不調が起こりやすくなります。交感神経と副交感神経のバランスを崩し、自律神経の乱れを呼ぶ原因としては、ストレスや不規則な生活、ホルモンバランスの乱れなどがあります。

これらの原因のなかでも、最も重視されるべきはストレスであると私は考えています。

本来、医学上のストレスとは「心身に過剰な負荷がかかってゆがみが生じること、あるいはゆがみが生じた状態」を指します。その要因は心理的・精神的なものに限らず、暑さ、寒さ、騒音、悪臭といった環境的要因や、疲労、睡眠不足、不良姿勢、病気、ケガといった身体的要因までさまざまです。

本来は、心身にゆがみが生じた状態をストレスと呼び、そのゆがみを作る要因のことをストレッサーといいます。しかし、現在では一般的に、ゆがみを作る要因のことをストレスと呼ぶようになっています。本書でも以下、その意味でストレスという言葉を使うことにします。

ストレスが脳・自律神経に与える影響は？

脳が心身にゆがみを生じさせる要因（ストレス）を認識すると、脳や脊髄、さらにそこから出ている末梢神経の働きに乱れが生じます。自律神経も脳や脊髄から出ている末梢神経の一種なので、生じた乱れが心身に影響を与え、さまざまな慢性症状が起きてきます。

ストレスには精神的なものと身体的なものがありますが、身体的ストレスによる自律神経の乱れは、一生懸命に運動を頑張っている人にも見られます。健康のため運動するのは良いですが、不自然な姿勢をとっていたり、体の一部に無理な力がかかっていたりする状態で運動を続けるのは、体にとって大きな負担になります。

私のクリニックに来る患者には、「毎日1万歩歩いています」「朝早くからラジオ体操をしています」「ジムに通って筋トレをしています」などという人が少なくありません。しかし姿勢が悪い状態でウォーキングや体操をしても、かえって体をいじめているようなものです。

特に高齢者には、朝、起き抜けで体がこわばっていたり、冬なら空気が冷えていたりする状態で、いきなり体操をすることはすすめられません。

運動を頑張り過ぎている人が高齢者に多いのに対し、働き盛りの40～50代の男性には、仕事を頑張り過ぎている人が多く見られます。体力に自信があって、ちょっとくらい無理をしても大丈夫だと思い込んでいる人にありがちです。

気持ちでは「大丈夫、つらくない、頑張れる」と思っていても、脳が大きな精神的・身体的ストレスを感じていて、その結果、自律神経の乱れにつながるのです。

背骨のゆがみが不調の原因になっていることも

頭痛、腰痛、肩・首のこり、不眠などに悩んでいる患者の場合、背骨のゆがみが原因になっているというケースが少なくありません。私は、頭痛を訴える患者には頸椎（首部分の背骨）、腰痛の場合は腰椎（腰部分の背骨）のエックス線検査を必ず行いますが、その際にゆがみが見つかることが多いのです。

背骨の中には中枢神経の束である脊髄が通っており、さらに連なった背骨の間から運動神経や感覚神経が出ています。また、自律神経の多くは背骨の横に張り付くようにして存在しています。そのため、背骨がゆがむと神経への悪影響が非常に大きくなり、頭痛・腰痛などの慢性的な不調が起きる原因になります。

背骨に起こる病気には、頸椎症や椎間板ヘルニアなどもあります。頸椎症は、頸椎が変形して神経に触れるようになり、痛みを起こす病気です。頸椎症でも手術が必要ない軽症のものもたくさんありますが、重症になると背骨の内部にある脊髄が圧迫されるようになります。すると腕の痛みやしびれ、握力低下などが起こり、日常で手を使う細かい作業が困難になったり、歩行障害が出てきたりします。そのため、脊髄の圧迫を取り除く手術を行います。

椎間板ヘルニアは、背骨のどこにでも起こり得る病気ですが、最も多いのは腰椎です。椎間板とは、連なって背骨を構成している椎骨の間にあり、骨と骨との間でクッション役をしている組織です。ものを持ち上げる動作や普段の姿勢のゆがみなどによって腰に負担がかかり、腰椎の椎間板が変形すると、椎間板の内部にある髄核という部分が飛び出すことがあります。その飛び出した髄核が神経に当たって痛むのが椎間板ヘルニアです。

薬や注射、コルセットなどの治療で効果が十分に得られない場合は、椎間板による圧迫を取り除く手術を行います。

頸椎症も椎間板ヘルニアも、手術を行うことで圧迫がとれ、痛みやしびれなどの症状はなくなります。ところが、何年か経つと同じような症状が起きて悪化するケースが多く、再手術が必要になる場合も少なくありません。

これは、姿勢の悪さや動作のクセなど、体にストレスを与えている要因をそのままにしているためです。手術で神経の圧迫を取り除いても、同じ姿勢やクセを続けていたら、結局は再発をくり返してしまうのです。

重大な病気とストレスの関係

ストレスが原因で、より深刻な病気が起きることもあります。例えば脳卒中は脳の血管が破れたり詰まったりする病気ですが、その原因の一つに、心身へのストレスによる自律神経の乱れがあります。ストレスが続くと交感神経が優位となって血圧が上がり、高血圧になります。高血圧は脳の血管の破れ（脳出血）と詰まり（脳梗塞）の両方の原因と考えられています。

脳出血は、高血圧により血管の壁にかかる圧力が高まり、脳の血管がダメージを受け破れやすくなって起こります。一方、脳梗塞も高血圧により血管がダメージを受け、血管の内側にコレステロールや脂質が沈着し、血栓（血の塊）ができます。これが脳の血管を詰まらせて起こるのです。

さらに、ストレスで交感神経が高まって極度な緊張が続いた結果、脳の血管が裂けることがあります。頚部の過度の伸展などによる外力で起こることもありますが、自分自身の緊張性の力によっても裂けるのです。

裂ける血管は椎骨動脈といい、首の付け根から骨の間を通って、心臓から出た血液を脳まで運んでいます。ストレスで交感神経が高まって極度の緊張が続くと、椎骨動脈にコブ状の部分ができ、やがて裂けてしまうことがあるのです。

裂けるといっても、この段階では血管が完全に破れるわけではありません。血管は大きく3層構造になっていますが、そのいちばん内側の内膜というところが裂けるのです。裂けた場合には「解離性動脈瘤」という病名がつきます。

病名に「瘤」、つまりコブとついているので、もともとコブがあった人に起こるのだと思われがちですが、そうではなく自分で力を入れて血管に負荷をかけることで血管に亀裂が入り、コブができるのです。高血圧や動脈硬化もなく、ストレスで交感神経が優位になり、極度の緊張が続くことが直接的な引き金になります。

椎骨動脈解離の発症時には左右どちらかの後頭部に激痛が起こることが多く、これを見逃さないことが大事です。時間をおくと、解離性動脈瘤から脳梗塞やくも膜下出血などを起こす危険があるので、一刻の猶予もありません。

この場合の脳梗塞は、内膜が裂けることで血管内に血液が流れ込んでいき、血管壁が厚くなることによって起こります。一方、内膜だけでなく血管が完全に破れてしまうとくも膜下出血の発症となります。どちらも脳卒中の一種で、非常に危険な病気です。

解離性動脈瘤は、40代くらいの男性に多く見られる病気ですが、女性やほかの年代に発症することもあります。普段、脳血管の検査をしていると、解離性動脈瘤になりかけた傷痕が見つかることがあります。いったん裂けかけて治った傷痕というわけです。普段から頭痛が続いている人には、時にそういう傷痕が見つかることがあります。

またストレスの蓄積から顔面神経麻痺が起こることもあります。顔面神経麻痺とは、顔の神経が麻痺して、本人が意図しないのに顔が曲がったり、目がうまく閉じられなくなったりする病気です。

ストレスによる自律神経の乱れから、帯状《たいじょう》疱疹《ほうしん》になる人も少なくありません。帯状疱疹は、ほとんどの人の神経に幼少期の感染時からずっと潜んでいるヘルペスウイルスが、体の免疫力の低下に乗じて活発になって起こる病気です。右半身か左半身、どちらかの神経に沿って皮膚に強い痛みが出たあと、帯状に発疹が出て、水ぶくれのようになっていきます。免疫力の衰える50代以降に多く見られ、ストレスがかかると発症しやすくなります。

通常は3週間程度で治りますが、なかにはくり返し起こる人がいます。そういう人によく話を聞いてみると、やはり自分では気づいていないものの、ストレスの大きな生活を続けていることがほとんどです。

「たかがストレス」と軽視されがちですが、ストレスによる自律神経の乱れがこれらの重大な病気の引き金になることもあるのです。

患者自身ができるストレス対策

このように我々の心身にさまざまな影響を与えるストレスは、トレーニングによって対策することができます。しかしながらまずは自分にストレスをかけ過ぎていることに気づけなければ、トレーニングを行うという発想すら出てきません。自分で思っている以上にストレスがかかっている人が多いのです。

さらに生きている限りストレスと無縁ということはあり得ず、その影響をゼロにすることは不可能です。

しかし、脳での物事の受け取り方や考え方を変えたり、心のコントロールができたりするようになれば、大きなストレスを受けるような体験をしても、ダメージを最小限に抑えてうまくやり過ごしたり、かわしたりできるようになります。これが本書でいう「ストレスマネジメント」です。医師に頼らずとも、本人のちょっとした心がけでできる、非常に有効的な自衛の方法なのです。

第2章

ストレスを管理して不調を取り除く
脳と自律神経、
神経伝達物質の基礎知識

心身のバランスをとるカギは ストレスマネジメント

できるだけ脳や自律神経を安定させ、心身のバランスをとるためのポイントになるのが、「ストレスマネジメント」です。

ストレスマネジメントとは、一言でいうなら「ストレスとの上手な付き合い方」のことです。脳や自律神経、ひいては心身に悪影響を起こす要因を、まずはどのようにとらえてどう考えるかということがストレスマネジメントの始まりになります。

ストレスに対して、自分がどう反応しているかを客観的に観察したり、分析したりすることも含まれます。そのうえで、実際のストレスへの向き合い方や対処法を習得し、実践していくことまでを「ストレスマネジメント」と呼んでいます。

世の中にはさまざまな面からアプローチする多種多様なストレスマネジメントがあります。例えば、一種の自己暗示で心身をリラックスさせる自律訓練法や、物事の受け取り方や考え方を変えて気持ちを楽にしていく認知行動療法などはよく知られるストレスマネジメントです。ヨガやアロマテラピー、瞑想などもストレスマネジメントに役立つ方法として知られています。

しかし、これらは費用がかかったり特定の場所へ出向く必要があったりして、途中でやめてしまう人も多く、また、かえってストレスになる場合もあるようです。また、専門家の指導を受けないと効果的にできないものもあります。

そこで本書では、日常生活のなかで思い立ったらすぐ自分で行えるストレスマネジメントを中心に紹介したいと思います。私が脳外科医の立場で、自分で実践するとともに患者さんにすすめて大きな効果を得てきた方法です。

本書で紹介するストレスマネジメントは、脳神経に着目したアプローチですが、手間や時間がかかるものは一つもありません。

「脳や自律神経に良い」

ということに気づきさえすれば、あとは楽しみながら日常生活に取り入れられるものばかりです。しかも、全部を行う必要はなく、自分で無理なくできるものから取り入れていけばよいのです。

脳神経は植物のように育てる

私は診療のとき、患者によく「脳神経は植物のように育ててくださいね」と言います。実際、脳神経は植物のようなもので、目に見えて日ごとに成長するものではなく、ゆっくりと変化していきます。ここでいう「脳神経」とは、脳・脊髄・末梢神経の総称です。

植物を育てるには水をやり、日光に当て、栄養となる肥料をやり、強風のときには風よけを置くなど、絶えず気を配る必要があります。それと同じように、脳神経も気を配って育てる感覚を持つことが大事です。

花や草木を育てるように脳神経を扱っていけば、脳神経は応えてくれます。もう無理だと思った脳神経も再び働き始めて、良い状態が作られていくということが実際にあるのです。

脳外科医の仕事の本質も、「脳神経を育てる」ところにあります。「脳外科」というと、いかにも脳の神経そのものを切ったりつないだりしているように感じられると思いますが、そうではありません。

脳や脊髄は神経細胞の集合体ですが、その神経細胞は基本的に一度傷つけると元に戻らず、再生もしないので、大事に扱わなければなりません。神経細胞を切ったりつないだりするのは、そうしなければ患者に命の危険がある特殊な場合のみです。手術の際には神経細胞を傷つけないため、手術が必要な部分以外はできるだけ触らないように、細心の注意を払う必要があります。

神経に触らないのなら、脳外科の手術でいったい何をしているのかというと、脳の神経細胞が健全に活動できるように「環境」を整えているのです。

例えば、脳卒中には血管が詰まって起こる脳梗塞や血管が破れて起こる脳出血などがありますが、その手術も脳の血管を修復しているのであって、神経細胞をいじっているのではありません。

脳の血管が詰まったり、破れたりすると、神経細胞に活動のためのガソリンである血液が届かなくなります。すると神経細胞が正常に働けずに死んでしまうので、血液が届くように血管にバイパスなどを作るのです。

脳外科の手術というと、脳卒中とともに多くの人が思い浮かべるのが脳腫瘍だと思います。脳腫瘍の場合も、ほとんどは脳の神経細胞自体を切るわけではありません。

脳腫瘍は大きく2つのタイプがあり、一つは脳そのものから出た腫瘍、もう一つが脳の周囲の組織から出た腫瘍です。いずれの腫瘍も正常な脳への悪影響を取り除くために手術を行います。脳内から出る腫瘍も大半が神経細胞をとりまいているグリア細胞というものから出たものです。

椎間板ヘルニアにしても、椎間板の中心部が飛び出て神経に当たっているために、神経が圧迫されて痛みが出ているわけです。つまり、神経そのものに問題があるのではなく、神経が圧迫されて「助けてくれ」といっているので、圧迫を取り除く手術を行います。

このように、血管を修復してバイパスを作ったり、脳腫瘍を切除したり、突出した椎間板を取り除いたりするのは、すべて脳や脊髄の神経細胞が健全に働けるように環境を整えるためです。

これらの作業を植物に例えるならば、そばに大きな岩があってうまく育たないとか、何か障害物があって日光が当たらないとかというときに、岩や障害物を取り除くことにあたります。つまり、私たち脳外科医が行っている治療も、「脳神経を植物のように育てる」ということの一環といえるでしょう。

「大きな障害は手術で取り除きました。ここから先はしっかり環境を整えて脳神経を育ててくださいね」というのが、脳外科の手術後の状況なのです。せっかく手術で大きな障害が取り除かれたなら、術後はぜひ引き続き、日々のなかでできる脳神経の環境づくりをしてほしいと思います。脳神経のリハビリは、筋トレではありません。神経はゼンマイ仕掛けの機械時計とは違います。ガリ勉も一夜漬けも禁物です。芽を出し、葉や茎が育ち、蕾《つぼみ》が膨らみ、花や実をつける植物のようなものです。焦らず取り組む必要があります。

脳外科の手術では自分の脳のコントロールが重要

脳外科医は脳の専門家なので、脳や自律神経のバランスを保つこと、そのためのストレスマネジメントにはたけているように感じられると思います。しかし、脳外科医も人間ですから、もちろん脳や自律神経のバランスを崩したり、ストレスの管理がうまくできなかったりすることはあります。

ただ、普段の生活ならどうということのないバランスの乱れでも、脳の手術中にそれが起こって適確な判断ができなくなったり、パニックに陥ったりすると一大事なので、脳外科医は皆、自分で脳神経や自律神経、それらに影響を与えるストレスの管理ができるように工夫を重ねています。

つまり脳外科医は、自分自身の仕事で必要なため、脳神経や自律神経、ストレスが管理できるように日々努力しているのです。

私自身、脳神経の臨床医として40年以上勤めてきましたが、患者と私自身の脳神経を管理することの大切さを痛感しながら、さまざまな経験を積んできました。なかでも自分自身の脳神経の管理に関しては、試行錯誤を積み重ねてきました。

脳外科の手術を長時間かけて行うときのストレスはかなり大きなものです。細かい作業もあれば、大胆に判断しなければならないこともありますし、事前に最大限の準備をしていても予想外のことが起きる場合もあります。そんな場合に備えて第2、第3の策をもっておき、冷静に判断して切り替えなければなりません。

脳外科では、ほかの診療科以上に「結果が歴然と出る」ということもプレッシャーになります。１㎜にも満たない差で手術前は動いていた手足が動かなくなったり、意識があったのに昏睡《こんすい》状態になったり、見えていた目が見えなくなったりということが即座に起こり、その人の人生が変わってしまいます。万が一にでもそんなことがあってはいけないと思うと、余計にプレッシャーを感じて怖くなります。この仕事をＡＩやロボットがやってくれたらと思いますが、１０００年経ってもできそうにありません。

たとえ「神の手」といわれるような脳外科医でも、その怖さと無縁ではいられません。私はそういう医師と一緒に手術を行ってきたので、努力されている姿も身近で見てきました。

患者から見れば、専門家なのだから慣れているだろうと思うかもしれませんが、その怖さに完全に慣れることはありませんし、むしろ慣れてはいけないと思っています。

結果が歴然と出るということは、逆にいうと麻痺していた手足が動くようになったり、失っていた意識を取り戻したり、神経の圧迫で見えなくなっていた目が見えるようになったりということも多々あるわけで、それがやりがいにもつながります。１００％うまくいくということはありませんが、脳外科医は、そこに近づけられるようにと日々考えて努力しています。

その一環として重要なのが、脳のコントロールや自律神経の管理に役立つストレスマネジメントです。私も長年の臨床を通じて、自分でさまざまなストレスマネジメントを実践してきました。それを患者へのアドバイスにも活かして、多くの人に役立ててもらっています。

その具体的な方法を伝えるのが本書の大きな目的ですが、それを分かりやすく伝えるためにも、ここで脳や神経の基本的な知識について解説しておきます。

全身の総司令官「脳」はこんなふうにできている

脳の仕組みはたいへん複雑ですが、ここでは本書で述べるストレスマネジメントの話を分かりやすくするために必要な基礎知識に絞ってお話しします。

どんな機械でもそうだと思いますが、大まかにでも構造や仕組みを知っておくことで、調子の悪いときには何が起きているのかという見当をつけやすくなります。脳も同じで、ごく基本的な構造や仕組みだけでも知っておくと、「もしかすると脳のこんな部分の調子が悪いのではないか」と見当がつけやすくなるものです。

そのためにも、おおよその構造や仕組みを知っておいてほしいと思います。

脳は全身の臓器・器官の働きをはじめ、運動、言語、感覚、感情、思考、記憶などを管理・コントロールしている生命活動の総司令官です。重さは成人で1200〜1400g程度です。

脳の実質はとても柔らかいため、頭蓋骨や髄膜という膜によって守られています。髄膜は頭蓋骨の下にあり、硬膜、くも膜、軟膜という3種からなる丈夫な膜です。髄膜の内部は脳脊髄液という液体で満たされ、脳はその中に浮かんだような状態になっています。

脳脊髄液は略して髄液とも呼ばれ、無色透明のリンパ液のような液体で、脳を守るクッション役をするとともに、老廃物を排泄する役割をしています。また、脳の水分を調整して機能を保つ役割をしているともいわれています。

髄液は一日500ccほどが脳で作られ、脳と並ぶ全身の神経の総司令官である脊髄にも流れています。脳脊髄を包んでいるくも膜の間に髄液が流れており、脳と脊髄の髄液は互いに行き来しながら循環し、一日3回入れ替わっています。

髄液が何かの理由で減る脳脊髄液減少症では、頭痛や耳鳴り、めまい、吐き気、視力低下、手足のしびれ、首から腰の痛みなどが起こり、その症状は天候に左右されやすいことが知られています。逆に増え過ぎたり停滞したりすると、水頭症という病態で、意識障害や認知症などを引き起こします。また、髄液を調べることで分かる脳や脊髄の病気もあり、臨床上でも髄液は重要です。

脳は大脳、小脳、脳幹という3つの部位に大別され、それぞれ以下のような役割を果たしています。

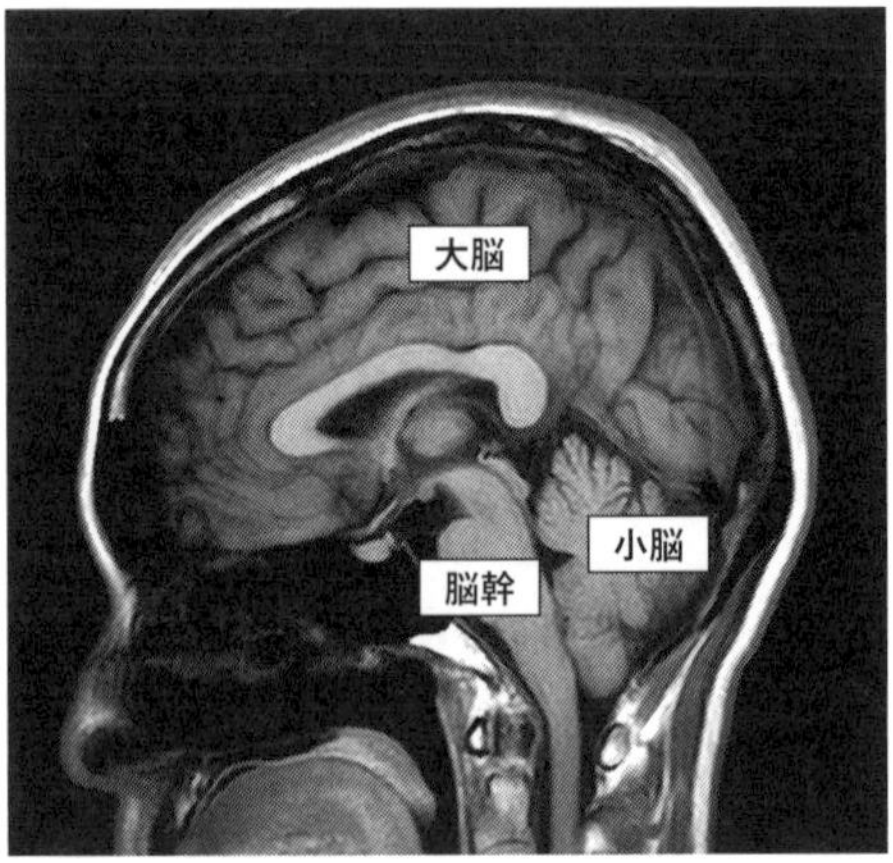

脳の断面

●大脳

脳の約80％を占めていて、思考、運動、判断、感覚、記憶など、精神や肉体の活動をコントロールする役目を担っています。大脳は左右の半球に分かれており、左半球は左脳、右半球は右脳と呼ばれます。

右脳と左脳はほぼ同じ形と大きさですが、機能には違いがあります。一般的に左脳は言語や計算など分析的・論理的な機能を、右脳は空間認識やイメージなど、感覚的・直感的な機能を担うとされています。ただし、右脳と左脳の役割は絶対的なものではなく、人によっても違いがあります。左脳と右脳は脳梁《のうりょう》という部分で橋渡しされるようにつながっており、互いに情報をやりとりしています。

右脳は主に左半身を支配し、左脳は主に右半身を支配しています。そのため、よく使う手によって脳の発達や活動が影響を受け、右利きの人は左脳、左利きの人は右脳が発達し、活動的であるともいわれます。

左右の大脳半球の表面を覆っているのが大脳皮質で、脳の図でよく描かれるシワシワの部分です。大脳皮質は6層からなる厚さ1～3㎜程度のシート状の組織で、大きさは新聞紙1ページ分くらいです。それが脳の表面に張り付いて頭蓋骨の中に収まっているので、どうしてもシワシワになるのです。

大脳皮質には神経細胞の細胞体が凝集しており、ここが私たちの知的活動を司る中枢になっています。大脳皮質は、脳を見たときに表面から見える部分の新皮質と、奥のほうにある古皮質あるいは旧皮質と呼ばれる部分に大別されます。なお大脳の内部は髄質あるいは白質と呼ばれ、ここには神経線維という神経細胞の情報を伝える電線のようなものが、複雑に通っています。

大脳皮質は、脳溝と呼ばれる深い溝で４つの部分に分かれています。前のほうの前頭葉、頭頂部付近の頭頂葉、左右側面の側頭葉、後ろ側の後頭葉で、それぞれ以下のような働きを受け持っています。

・前頭葉：思考、言語、判断、情報処理、感情・行動のコントロールなど。特に前頭葉の前のほうにある前頭前野という部分はさまざまな情報を統合したり、感情や欲求をコントロールしたりという高度な働きをしている
・頭頂葉：温度覚、痛覚、触覚などの体性感覚、その分析・統合など
・側頭葉：聴覚、視覚的・言語的な記憶、感情など
・後頭葉：視覚情報の認識や処理など

●小脳

大脳の後ろの下寄りにある小さな部分で脳の10％程度を占める小脳は、運動に関する中枢です。体の動きを調整し、歩く・走る・立つ・座るなどの動きがスムーズにできるようにしています。

また、体のバランスを保つための平衡感覚を司ります。姿勢を維持する働きや眼球の運動を調整する働きも受け持っています。知的な記憶は大脳が司りますが、動作や運動に関する記憶は小脳が担っています。

「忘れにくく、かつ覚えにくい」というのが小脳の特徴で、昔から慣れ親しんだ家事や手作業、運動などの動きは「作業

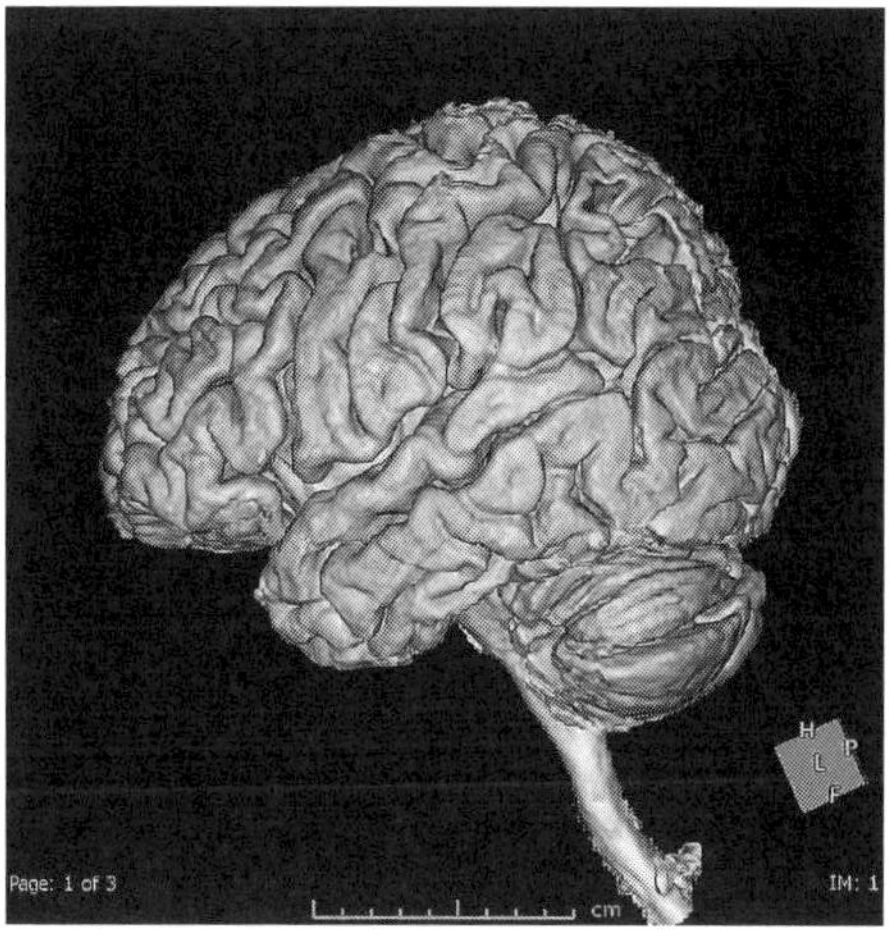

脳の外観

記憶」として体に染みついて忘れにくいのですが、大人になってから楽器などを始めて新しい動きを覚えようとしても、小脳の抵抗に遭ってなかなか覚えられません。すぐに上達しないのは才能のせいではなく、小脳の制御による生理的なものなので悲観せずに続けましょう。

●脳幹

小脳の前方にあり、間脳、中脳、橋、延髄などからなります。生命活動に不可欠な血液循環、血圧、呼吸などのコントロールや覚醒状態の維持などを受け持っています。間脳には感覚情報を脳に送る視床、自律神経やホルモン系の司令官である視床下部などがあります。

脳幹は脊髄につながっており、大脳や小脳からの運動情報を脊髄に伝える役目と、手足や体幹部から入ってくる感覚の情報を視床に伝える役目をしています。

新しい人間の脳と古い動物の脳

人間はほかの動物に比べて脳が大きく発達しています。とりわけ大脳新皮質は人間を含む哺乳類にしかなく、進化とともに大きくなり、人間では多くのシワを持たなければ頭蓋骨に収まらないほど発達しました。

大脳新皮質は、認知、思考、判断、言語など高度な精神活動を司り、行動や感情のコントロールも担っている人間ならではの「新しい脳」です。大脳皮質は前頭葉、頭頂葉、側頭葉、後頭葉に分かれるといいましたが、これは実質、大脳新皮質の区分けになります。

それに対する「古い脳」といえるのが、大脳皮質の内側にある大脳辺縁系と呼ばれる部分で、食欲、性欲などの欲求、快不快や恐怖などの無意識に湧いてくる感情などを司ります。動物にもある原始的な欲求や感情を司る部分なので、大脳辺縁系は「動物の脳」ともいわれます。

大脳辺縁系は、左右の脳をつないでいる脳梁を囲むように存在し、海馬、扁桃体《へんとうたい》、帯状回、側坐核《そくざかく》などがあります。これらの器官は左右の大脳半球に一対ずつ存在します。厳密には海馬などがある古皮質と、扁桃体などがある旧皮質に分ける考え方もありますが、ここでは「古い脳」である大脳辺縁系として説明します。

大脳辺縁系にある主な器官の働きは以下のとおりです。

●海馬

記憶と深く関わりますが、記憶の貯蔵庫ではなく一時保管場所で、主に短期記憶を司ります。形がタツノオトシゴに似ていることから、その別名である海馬と名づけられました。

記憶の本格的な保管場所は大脳ですが、海馬も一時的に記憶を保管しながら情報処理をします。パソコンでいえばCPU（中央処理装置）にあたり、大脳に記憶させるための変換器のような役目を果たしています。私は「情報のミキサー」と呼んでいます。脳の細胞は、生後は基本的に新生しませんが、海馬は例外的に新生することが最近分かってきました。

海馬の研究はここ50年ほどで急速に進みました。その本格的な研究はアメリカのてんかん患者の治療から始まっています。Hさんというその患者は難治性のてんかんを持っており、1953年にこの病気の外科治療を受けました。両側側頭葉内側の海馬を含む部分を切除したのです。

手術後、Hさんのてんかん発作は治りましたが、どこで何をしていたかなど最近の出来事を記憶できず、新たに記憶にとどめる「エピソード記憶」といわれるものがまったくできなくなってしまったのです。ところが、教えられた手作業や身体運動などの「手続き記憶」といわれることはできました。さらに、手術よりずっと前の子どもの頃の記憶などもしっかり残っていました。このことから海馬がエピソード記憶に重要な役目をしていることが分かり、記憶について本格的に研究されるようになりました。

●扁桃体

好き嫌い、快不快、不安・緊張・恐怖といった情動に深く関わり、それらを記憶します。危険を察知したときや敵に遭遇したときに「戦うか逃げるか」を判断し、それに備えるストレス反応が起こることを「闘争・逃走反応」といいますが、扁桃体はその反応に深く関わっています。

危険回避のためには重要な不安や恐怖ですが、扁桃体が暴走すると不安や恐怖が強くなり過ぎて不調を生じるため、通常は前頭前野などが管理しています。大きさや形がアーモンドに似ているためにその和名である扁桃と名づけられました。扁桃核と呼ばれることもあります。

扁桃体は主観的な情動記憶を司ります。強い感情を伴う出来事を記憶しますが、強過ぎるとエピソード記憶を担う海馬に影響を与えてしまいます。精神的ショックが強いときに、一時的に記憶がなくなるのはそのためです。海馬と連係してアクセント的に働けば問題ありませんが、単独で働き続けると海馬の萎縮につながります。また扁桃体には、恐怖や不安だけでなく、喜びを生み出す役割があり、上手に付き合えば日常生活に彩りを添えてくれます。料理を引き立たせる薬味のような存在なので、さじ加減を間違わないようにすることが大切で、前頭葉などによる監視が必要です。

●側坐核

報酬・快感・嗜癖《しへき》・恐怖などに重要な役割を果たします。意欲ややる気とも深く関わっており、行動することで機能し始め、達成感や楽しさ、満足感などを得るとここからドーパミンという神経伝達物質が放出されます。達成感などの報酬としてドーパミンが適度に出る分には良いのですが、側坐核が反応し過ぎると嗜癖や依存症につながることもあります。

側坐核の良い効果を引き出すのが前頭葉です。前頭前野が総合判断して側坐核をうまく働かせれば、さまざまなことで気持ち良く、ストレスなく行動できます。仕事や勉強も何か一つ達成すれば、ドーパミンが働き、その達成感をまた得ようとして行動を継続するという良い循環ができます。

●帯状回

扁桃体からの情報や、自律神経の中枢である視床下部からの情報を取りまとめて大脳皮質に伝える役目をしています。感情の形成、処理、学習、記憶などにも関わります。

大脳辺縁系の周辺には、大脳基底核と呼ばれる部分があります。大脳辺縁系と同じく動物も持っている古い脳で、情報伝達の中継や分岐を行う神経核の集まりであることが分かっています。特殊な神経核であるため、その働きはまだ完全には解明されていません。

大脳基底核には、大脳皮質からの情報を中継する線条体、線条体からの情報を視床に送る淡蒼球《たんそうきゅう》、大脳皮質からの指令に基づいて正しく動けたときに報酬としてドーパミンを放出する黒質などの器官があります。

血圧が高くて脳出血が起こる場合、大脳基底核に起こることが多いので、臨床的にも重要な場所です。その他の特殊な脳組織として、脳幹網様体という部分がありますが、ここは意識や生命中枢ともいわれ、専門家でも未知の領域になります。ＡＩの発展が目覚ましい昨今ですがとても重要なこの部分の解明がまったくといっていいほどされていませんので、脳の代わりをすることはまだまだ難しいと思います。

新しい脳と古い脳はどちらも大切で、偏って使うと不調が生じやすくなります。古い脳が働き過ぎると感情や欲求に振り回されてストレスを感じやすくなりますし、新しい脳が働き過ぎると抑制が強くなってそれもストレスを生む元になるからです。知性を持って適切にコントロールしつつ、イキイキとした自然な感情や欲求も大事にして、新しい脳と古い脳をバランス良く使うことが重要です。

記憶の分類と脳の受け持ち部位

脳の各部位の働きと関連して「エピソード記憶」「手続き記憶」「情動記憶」などの言葉を挙げてきましたが、記憶の分類法にもいくつかの方法があります。

まず、記憶全体を保持時間で分けると短期記憶と長期記憶に分かれます。

古い脳である大脳辺縁系にある海馬は、短期記憶に重要な役目を果たしています。海馬にある短期記憶は、整理整頓されたり、ほかの記憶と統合されたりして長期記憶に向く形に変換されて大脳皮質に送られます。長期記憶はその内容などに応じて、大脳皮質の担当部位に収納されることになります。

一方、長期記憶を記憶の内容に基づいて分類すると、記憶全体は言葉で表すことができる「陳述記憶」と、言葉で表すことができない「非陳述記憶」に大きく分けられます。陳述記憶は顕在記憶、あるいは宣言的記憶とも呼ばれ、非陳述記憶は潜在記憶、あるいは非宣言的記憶と呼ばれることもあります。

陳述記憶に属する記憶には、海馬の説明で述べた「エピソード記憶」と、もう一つ

「意味記憶」というものがあります。エピソード記憶は、過去の出来事についての記憶であり、「今日、何を食べた」「昨日、誰に会った」「先週、何をした」などはすべてエピソード記憶です。人の名前や電話番号も個人的体験に基づく記憶なのでエピソード記憶に含まれます。また、「明日、何時にどこで誰と会う」というような予定もエピソード記憶です。予定は一見、過去でなく未来の出来事のように思えますが、その予定を決めたのは過去の出来事なのでエピソード記憶に分類されるのです。

エピソード記憶のために重要な働きをしているのが海馬で、海馬の働きは年齢を重ねるごとに衰えるため、加齢とともにエピソード記憶は覚えにくく、また忘れやすくなっていきます。

加齢に伴い「物忘れが増えた」というときの記憶は、ほとんどがこのエピソード記憶です。しかし、メモをとったり、日記をつけたり、それらを見返したりすることで、エピソード記憶の衰えをカバーすることができます。

もう一方の陳述記憶である意味記憶は、言葉や現象が持っている意味合いの記憶を指します。体験した出来事などの情報は伴わず、独立して存在する知見や一般事実についての記憶です。

例えば「1日は24時間、1週間は7日」「春の次は夏」「ミカンは黄色くて球体に近い形でこんな味」など、生活のなかで感覚的に知っていることや自然に覚えたこと、さらに学習によって覚えた事実・観念・概念などはすべて意味記憶です。

年をとると、エピソード記憶が失われやすくなる一方、意味記憶は失われにくく、むしろ蓄積していきます。その人の人生観や世界観のかなりの部分は、意味記憶の蓄積で作られているといえます。年齢とともにエピソード記憶を忘れやすくなっても、人として大切な部分の記憶は失われにくく、積み重ねられていくというのは重要な点です。

言葉で表せる陳述記憶に対し、言葉で表せない非陳述記憶のほうは、手続き記憶と情動記憶があります。これらの非陳述記憶は、言葉を介さずに記憶され、無意識のうちに引き出されます。

手続き記憶とは体を使うことで体得する記憶です。まな板の上で包丁を使ってスムーズに食材を切れるとか、自転車にうまく乗れるといったことは、体を使ってくり返し行うことで脳に刻み込まれている動きです。このような記憶が手続き記憶と呼ばれるものです。

手続き記憶で中心的な役割を果たしているのは、大脳の後ろ側にある小脳です。大脳辺縁系と並ぶ古い脳である大脳基底核も、手続き記憶に重要な役目を果たすといわれています。手続き記憶は一度獲得すると、ほぼ一生忘れることはなく必要に応じて引き出され、さらにくり返すことで強化・蓄積されていきます。

もう一つの非陳述記憶である情動記憶は、喜びや悲しみ、恐怖などの感情に結びついた記憶です。例えば、子どもの誕生や苦労して難関の試験に合格したなど、大きな喜びや感動を伴う出来事は、誰しも鮮明に覚えているものです。身近な人が亡くなったとか、命に関わる事故に巻き込まれそうになったなど、強い悲しみや恐怖を伴う出来事も同じです。

一般に、情動を伴わない出来事よりも情動を伴う出来事のほうが記憶されやすく、忘れにくいことが知られています。そのような情動を伴う記憶が情動記憶です。情動記憶の形成や想起には、大脳辺縁系の扁桃体と海馬の相互作用が重要な役割を果たすといわれています。

なお、非陳述記憶の分類法はいくつかあり、手続き記憶のほか、以下のような分類を非陳述記憶に含める場合もあります。

・プライミング記憶

以前の経験によって、のちに経験することが影響を受ける種類の記憶です。先入観が影響する記憶とも言い換えられます。例えば、「ホウレンソウ」という文字が多出する文章を読んでいると、1カ所が「ホウレンソウ」となっていても気づかずに正しい記載と思い込みがちです。また、「ピザ、ピザ、ピザ……」と10回言わせたあとに、ひじを指して「これは何？」というひっかけクイズで、つい「ひざ」と答えてしまうのもプライミング記憶のなせる業《わざ》です。

・古典的条件付け

「梅干しを見ると唾液が出る」という人は多いと思いますが、これは過去に何度も梅干しを食べて唾液が出た経験に基づいて、梅干しというものと唾液が出るという現象が結びつけられて記憶しているからです。梅干しそのものを見たときだけでなく、梅干しの写真を見たり、梅干しを思い浮かべたりしただけで唾液が出てくることもあります。このように、くり返し経験したことや訓練によって、本来は結びついていなかったものが結びついて生まれる記憶を古典的条件付けといいます。

記憶は以上のように分類され、脳のさまざまな部位が受け持ち、関連し合って成り立っています。記憶の仕組みについてはまだまだ未解明の部分もありますが、近年は研究が進み、ここに述べたようなさまざまなことが分かってきています。

ホムンクルスの図で分かる手足や口を動かすことの重要性

大脳皮質は、部位によって前頭葉、頭頂葉、側頭葉、後頭葉に分けられますが、さらに機能による区分けもあります。脳は全体が塊として働いているのではなく、部位ごとに異なる機能を担っており、これを「脳の機能局在」といいます。

つまり、どの部分が体のどんな機能を司っているかを示す、いわば大脳皮質の地図があるわけです。大脳皮質のどのあたりがどんな機能を司っているかというゾーン分けは、「何々野」という言葉で表現され、主なものと役割は以下のとおりです。

・運動野＝運動の指令。
・体性感覚野＝体性感覚の認識。単に感覚野ともいう。

・視覚野＝視覚の認識。
・聴覚野＝聴覚の認識。
・嗅覚野＝嗅覚の認識。
・ウェルニッケ野＝言葉を理解する。
・ブローカ野＝言葉を話す。

ほかに、情報を分析・統合する各種の連合野というゾーンも存在します。

大脳皮質の中央を横切るように、中心溝という深い溝が走っていますが、この溝をはさんで前頭葉側に運動野が、頭頂葉側に感覚野が存在します。運動野からは、体の各部を動かす指令を送っています。感覚野は体の各部位から感覚の認識がフィードバックされるところです。

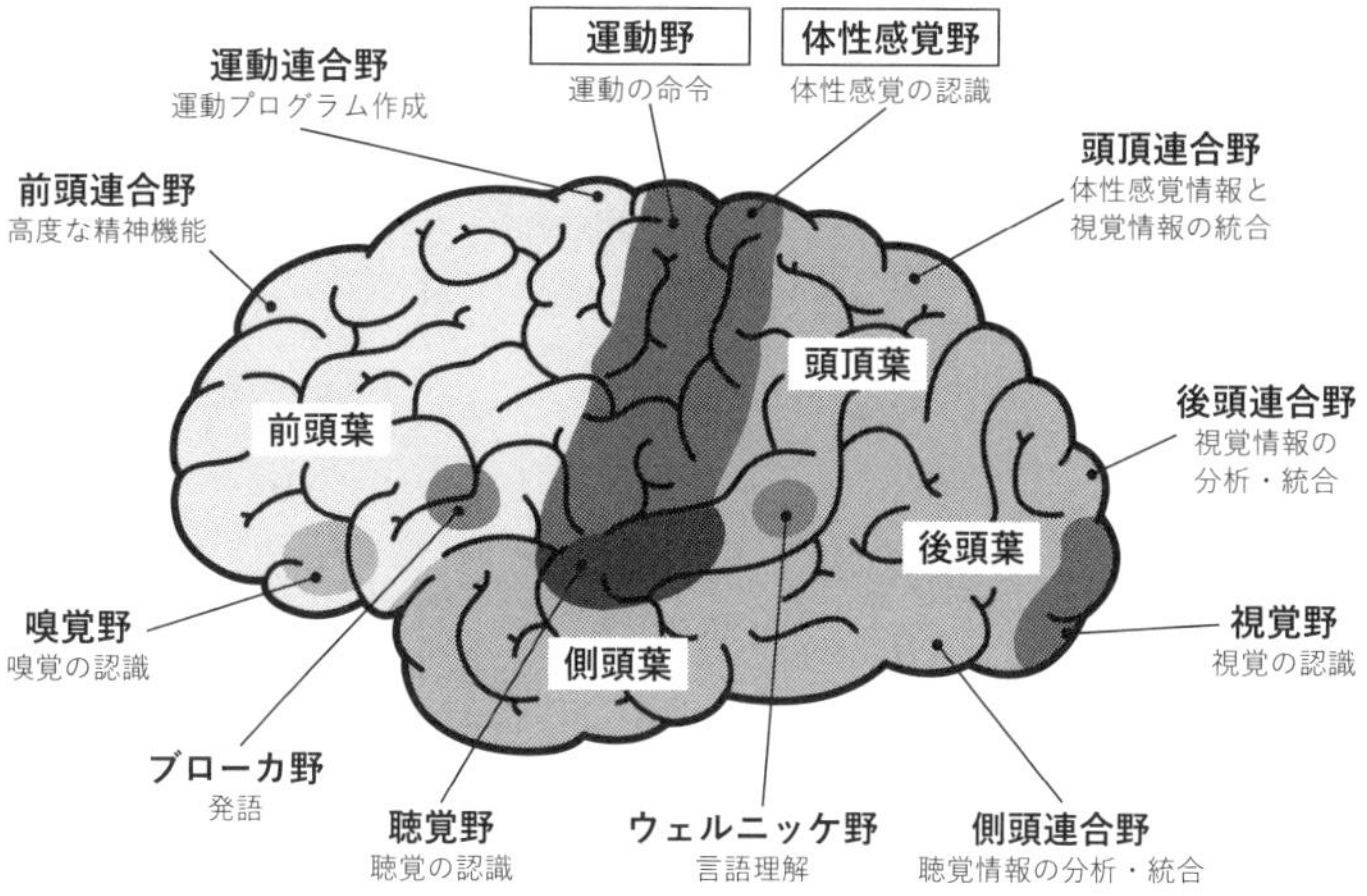

大脳皮質が司る機能

運動野・感覚野ゾーンのどこが体のどんな部分と対応しているかを分かりやすく示した図が、脳科学の分野ではきわめて有名な「ペンフィールドのホムンクルスの図」です。

ペンフィールドはカナダの脳神経外科医・脳生理学者です。現在の脳研究の基礎を作った人物で、脳外科医で知らない者はいないといってよいほど有名です。そのペンフィールドが1937年に発表したのが下図のホムンクルスの図です。

これは、大脳を運動野と感覚野でそれぞれ横に輪切りにしたときの模式図で、それぞれの皮質部分が体のどの部分に対応しているかを、体の部位の絵で示しています。ホムンクルスとはラテン語で小人を意味する言葉ですが、まさし

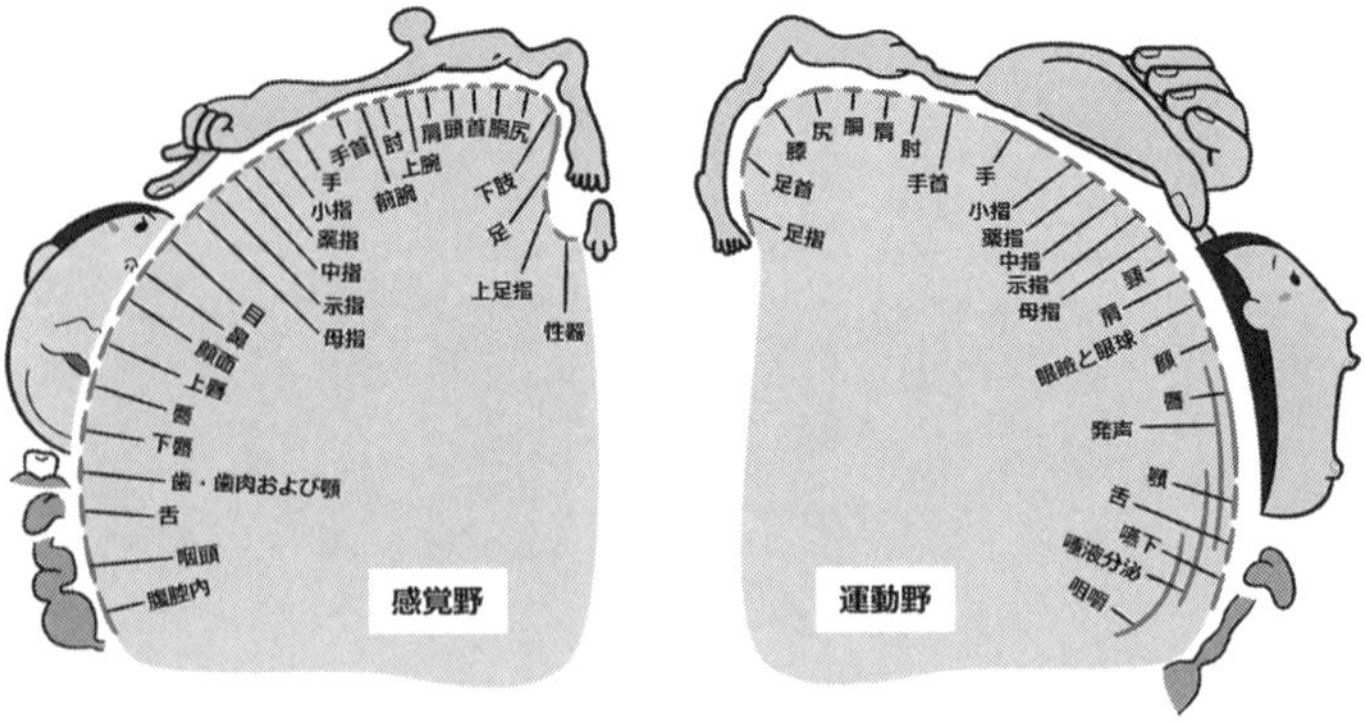

Rasmussen and Penfield,1947より改変

ペンフィールドのホムンクルスの図

く小人のような絵になっています。

ここにも脳の機能局在があり、平均的に対応しているわけではないので、少し奇妙な小人の絵です。手足、特に手、口などが異様に大きいのは、それらに対応する大脳皮質の部分が大きいことを示しています。

つまり、手足を使う運動や手を使う作業、口をよく動かしてしゃべる、歌う、かむといった動作は、脳に効率良く刺激を与えられるということが分かります。

脳と脊髄は中枢神経、それらから出るのが末梢神経

全身の神経を大別すると、全身に向かって指令を下す中枢神経と、それを受けて体の各部分に伝える末梢神経があります。

全身の神経の総司令塔である中枢神経にあたるのが脳と脊髄です。脳が頭蓋骨で守られているように、脊髄は背骨で守られています。背骨は医学的には脊椎ともいいます。

脳と脊髄は指令を下すだけではなく、末梢神経からのフィードバックも受け取りながら全身をコントロールしています。

末梢神経には大きく分けて体性神経と自律神経があります。

体性神経は2つあり、一つは意思による体の動きを司る運動神経です。運動神経は、口や手足を動かす、食べる、話す、歩く、走る、運動するなど、私たちが意図的に行う運動を司っています。

もう一つの体性神経は感覚神経で、知覚神経とも呼ばれます。こちらは、熱い、冷たい、痛いなど、手

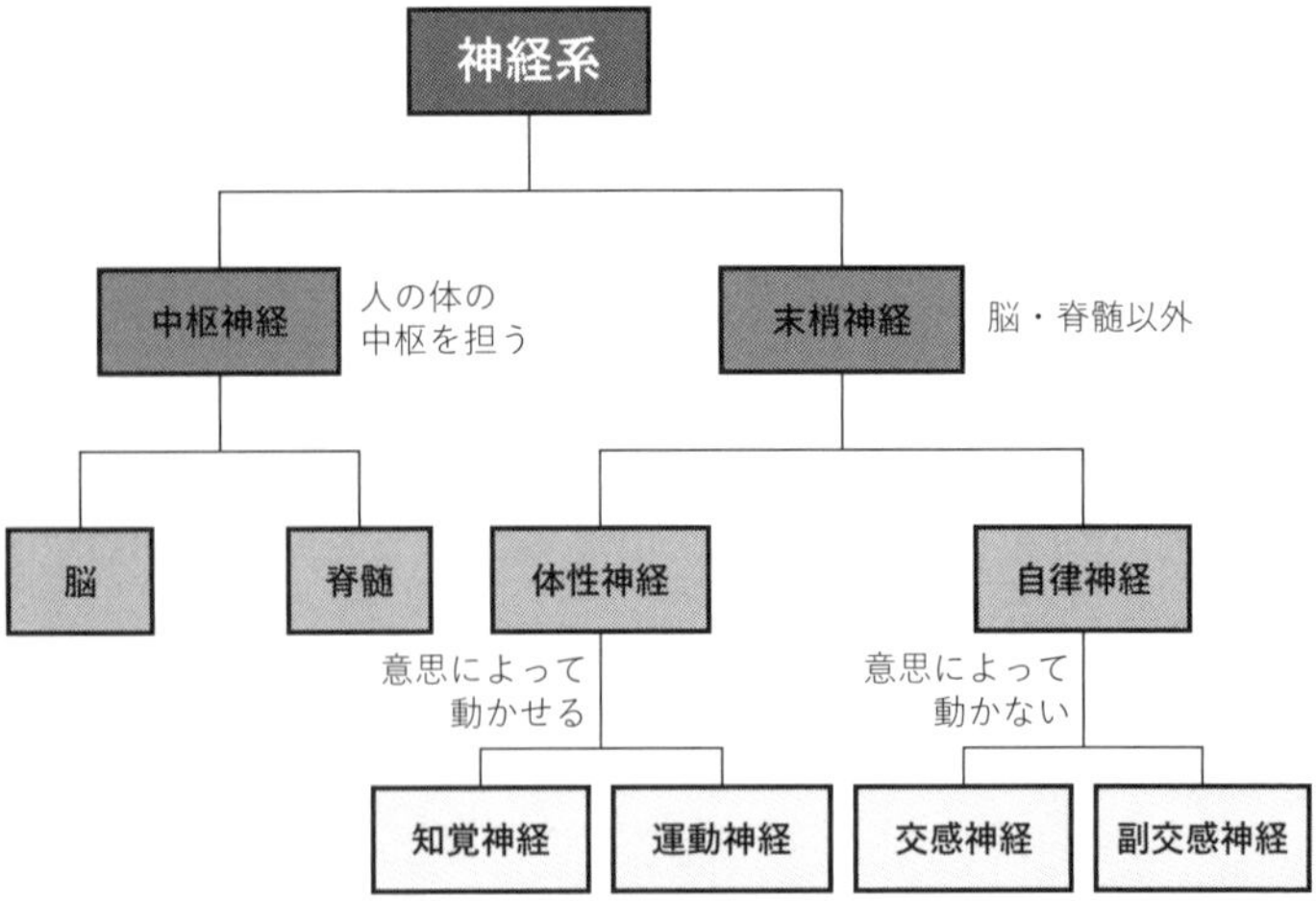

出典：「役に立つ薬の情報～専門薬学」サイト

神経系の構成

で触った感触や皮膚に触れた感覚を末梢から脳に向かって送る神経です。

自律神経は、意思と無関係に臓器や器官を調整している神経です。血圧、体温、心拍数、汗や唾液や消化液の分泌、消化器や呼吸器の動きなどを司り、その時々に応じて変える役目をしています。

これらの器官・臓器の動きは私たちが意思で変えようとしても変えることはできず、自律神経が自動的に調整しています。呼吸も基本的には自律神経が調整していますが、一部は意図的に変えることができます。そのため、呼吸法は自律神経のバランスをとるのに役立ちます。

自律神経には、交感神経と副交感神経があります。交感神経は緊張状態を作り、副交感神経はリラックス状態を作るという相反した作用を持ち、バランスをとりながら働いています。

全身に張り巡らされた自律神経の仕組みと役割

自律神経のうち、交感神経は主に日中に働き、心身を活動的にする役目をしています。一方、副交感神経は主に夜間に働き、心身を休息させる役割を担っています。いわば交感神経は、心身を「戦闘モード」にする神経、副交感神経は「リラックスモード」にする神経です。車に例えるなら、交感神経はアクセル役、副交感神経はブレーキ役といえます。

交感神経と副交感神経は完全に切り替わるわけではなく、必要に応じてシーソーのように強弱をつけながら働いています。適切なときに両者が強まったり弱まったりして、協調しながら働くことで、私たちの心身は健全に保たれています。

例えば、活動的に動かなければならないときには、血圧や心拍数がそれなりに高くなる必要があります。それを受け持つのが交感神経です。しかし、そのままの状態が長く続いてしまうと心臓や血管に負担がかかってしまうので、必要がなくなれば副交感神経の働きが強まって血圧や心拍数を沈静化させます。

このように、交感神経と副交感神経は協調して働いているのです。そのバランスが乱れると、必要なときに血圧や心拍数が上がらずに活動的に動けなかったり、必要のないときに血圧や心拍数が上がって体に負担がかかったりして心身に大きなストレスがかかります。

血圧と心拍数は一つの例ですが、自律神経のバランスが乱れると、すべてにおいてギクシャクしてしまいます。

多くの器官・臓器では、交感神経によって働きが高まり、副交感神経によって働きが抑制されます。ただし、胃腸などの消化

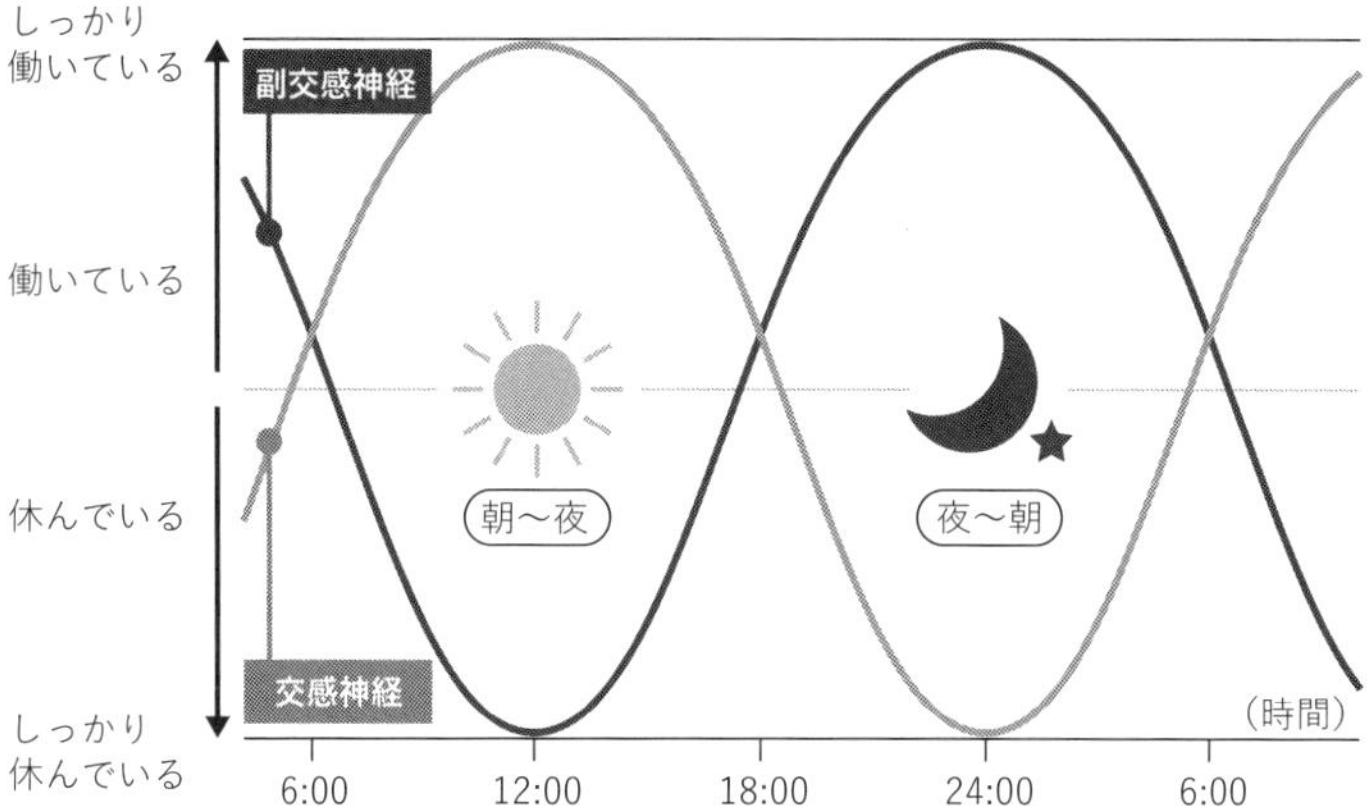

理想的な自律神経のリズム(イメージ図)

器は、ほかの多くの器官とは逆に、交感神経によって働きが抑制され、副交感神経によって高まります。緊急時には、ひとまず消化を後回しにしてでも戦闘態勢をとる必要があるからです。

そのため、緊張状態のまま食事をすると、消化や吸収がスムーズに行われにくくなり、胃腸障害を起こしやすくなります。

交感神経と副交感神経は、いうまでもなくどちらも大事です。

交感神経が強く働いた状態が続くと、心身を休めることができず、張

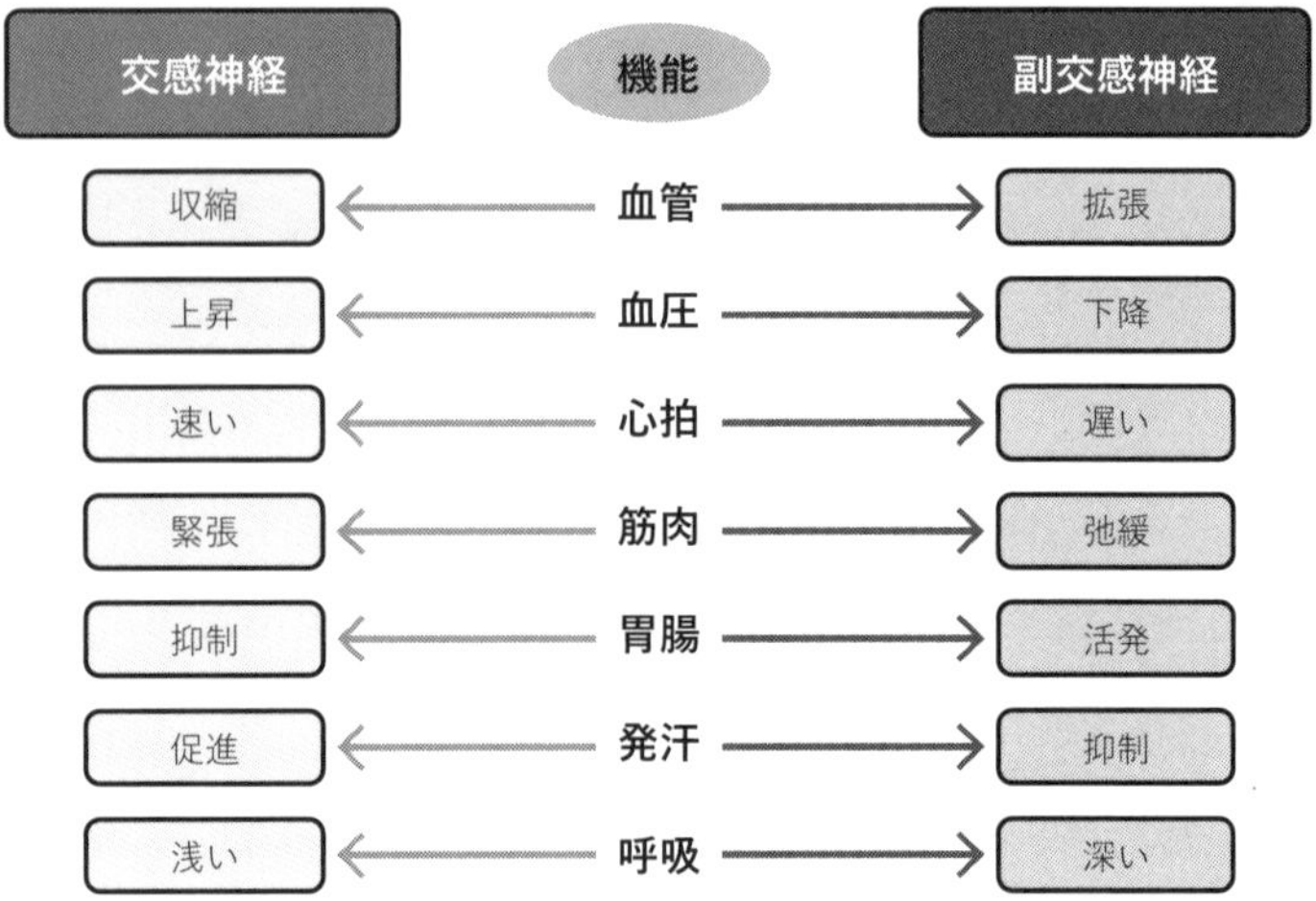

交感神経	機能	副交感神経
収縮	血管	拡張
上昇	血圧	下降
速い	心拍	遅い
緊張	筋肉	弛緩
抑制	胃腸	活発
促進	発汗	抑制
浅い	呼吸	深い

自律神経の交感神経・副交感神経の働き

りつめたままになります。すると、不眠、動悸、頭痛、肩こり、冷え、高血圧、イライラなどが起きやすくなります。

一方、副交感神経が強く働いた状態が続くと、頭がぼんやりする、やる気が出ない、疲労倦怠感、低血圧、眠けといった不調が出やすくなります。

このように、どちらかに偏ると不健康な状態になるので、メリハリがある状態で両者がバランス良く働くのが理想的です。

脳からは12対、脊椎からは31対の末梢神経が出ている

実際に、各種の末梢神経がどのように脳や脊髄から出ているかを見てみます。

末梢神経はすべて左右一対になって出ています。脳から出ている末梢神経は12対で、主に脳の下側の脳幹から出ています。

脳から出ているこの12対の末梢神経のことを「脳神経」と呼びます。ちょっと用語が

ややこしいのですが、本書でここまで「脳神経は植物のように育てる」などというときに使ってきた脳神経という言葉は「脳をはじめとする体の神経全般」という意味でした。

脳から出ている12対の末梢神経を指す脳神経という言葉は、それとは別の狭義の脳神経ととらえてください。

12対の脳神経には通常、ローマ数字で記載する番号が振られており、その名称と司る部位や機能は下表のとおりです。

このうち、Ⅲ・Ⅸ・Ⅹは自律神経の副交感神経が含まれます。特にⅩの迷走神経は副交感神経の大部分と重なっています。副交感神経はこれらの脳神経から始

ローマ数字	名称	機能
I	嗅神経(感覚神経)	嗅覚の情報を伝える
II	視神経(感覚神経)	視覚の情報を伝える
III	動眼神経(副交感神経、運動神経)	眼球の運動
IV	滑車神経(運動神経)	眼球の運動
V	三叉《さんさ》神経(運動神経、感覚神経)	前頭部、顔面、鼻、口、歯などの知覚や運動
VI	外転神経(運動神経)	眼球の運動
VII	顔面神経(副交感神経、運動神経)	外耳、舌、涙腺、鼻腺、唾液腺、表情筋など
VIII	聴神経(感覚神経)	聴覚・平衡感覚などを調節
IX	舌咽神経(副交感神経、運動神経、感覚神経)	外耳、舌、扁桃、耳管、耳下腺など
X	迷走神経(副交感神経、運動神経、感覚神経)	頸部、胸部、腹部の内臓、心臓および血管系を支配し、副交感神経の大部分を占める
XI	副神経(運動神経)	肩、首の筋肉の運動
XII	舌下神経(運動神経)	舌の運動、舌筋のコントロール

12対の脳神経

まり、内臓周囲へ向かって伸び、非常に複雑な経路で全身に分布しています。

一方、脊髄からは、背骨を構成している椎骨の間から末梢神経が左右一対になって出ています。ここでも用語が少しややこしいのですが、背骨の中を通っている中枢神経の束を脊髄と呼び、そこから枝分かれして出てきた末梢神経を脊髄神経と呼びます。つまり、脊髄は中枢神経、脊髄神経は末梢神経です。

脊椎の前のほうからは運動神経が出て、後ろのほうからは感覚神経が出ていて、両者が1つに合わさって全身を巡っています。

脊髄神経は、1つずつにそれぞれアルファベットと番号が振られています。上から頸神経、胸神経、腰神経、仙骨神経、尾骨神経に大別されています。

背骨からはこのように全身につながる末梢神経が出ていますので、悪い姿勢や動作のクセなどで背骨がゆがむと、全身のあらゆる場所に影響が及ぶことになります。

また、自律神経も背骨と深く関係しています。というのは、自律神経のうちの交感神経は、脊椎の両側に張り付くように、縦に長く存在し、そこから各臓器に枝を伸ばしているからです。自律神経がアンバランスになって、動悸、立ちくらみ、喉の違和感、腹部不快感、不眠、イライラなどが起こり、自律神経失調症と診断されたような場合に、実はその原因が背骨のゆがみにあることも少なくないのです。

神経細胞は突起をつないでネットワークを作る

中枢神経でも末梢神経でも、神経細胞は「ニューロン」と呼ばれる単位でできています。ニューロンは、神経細胞の本体である細胞体から、数本〜数十本の比較的短い突起と、長い1本の突起である軸索が伸びています。細胞体と樹状突起と軸索を合わせて1つのニューロンとなります。

このニューロンが、脳全体で数百億から千億個あるといわれています。軸索は長いものでは数十㎝もあり、別のニューロンの樹状突起とつながっています。樹状突起が情報の入力、軸索が出力を受け持つ部分で、軸索がほかのニューロンの樹状突起とつながって情報を送るのです。

ニューロンはつながり合って、非常に複雑なネットワークを作っていますが、私たちが脳を使うほど、このネットワークが太くなったり、活発に活動したり、新しくできたりしていくのです。脳の神経細胞自体は再生や新生はしませんが、このネットワークができていくことで、脳の力を高めることができます。ストレスに強い脳神経を作ることもそれに含まれます。

ニューロン同士は、軸索と樹状突起がつながった部分で絶えず情報をやりとりしています。情報をやりとりする場所のことを「シナプス」と呼びます。「つながった部分」といっても、実はニューロン同士の間は完全にはつながっておらず、ごくわずかな隙間があります。この隙間はシナプス間隙《かんげき》と呼ばれます。

神経細胞の中を情報が伝わるときは電気信号として伝わりますが、シナプス間隙を電気信号は飛び越えることができません。そこで、間隙を通る瞬間だけ化学信号に変換されて分子でやりとりされます。この情報のやりとりを担う分子を神経伝達物質と呼びます。神経伝達物質には多くの種類がありますが、基本的に1つのシナプスは1種類の神経伝達物質しか放出できません。

軸索からシナプス間隙に放出された神経伝達物質は、受ける側の樹状突起にある受容体にはまり込みます。受容体は物質を受け取るためのコンセントのような部分です。受容体にはまり込んだ神経伝達物質が持つ化学信号は、即座に再び電気信号に変換されて神経細胞に伝わります。

神経伝達物質の数は、受容体の数より多く放出されます。受容体に収まらなかった神経伝達物質は、細胞内に回収されて再利用されます。これを神経伝達物質の「再取り込み」と呼んでいます。

私たちの脳では、このような仕組みで膨大なネットワークが形成され、無数の情報伝達が行われているのです。

それにしても、すべて電気信号でやりとりすれば、手間もかからずスピーディーに情報伝達ができるのに、なぜわざわざ神経伝達物質を介するのかと疑問に感じる人も多いと思います。

その理由は、すべてを電気信号でやりとりして脳全体に情報を伝えてしまうと情報過多になって脳が正常に活動できなくなるためと考えられています。脳には機能局在があって各情報の受け持ち部分が決まっているため、全体ではなく目的部位に効率良く情報が伝わるように、また適切な量や速度で情報が伝わるように神経伝達物質で調整されているというわけです。

神経細胞同士の間で情報を渡す神経伝達物質

神経細胞同士の情報伝達を担う神経伝達物質には多くの種類があり、おのおのが特有の作用を持っています。特に脳内で使われる神経伝達物質は脳内物質とも呼ばれます。そのなかでも重要なのが、モノアミン系と呼ばれるセロトニン、ドーパミン、ノルアドレナリンの3つです。

モノアミン系の神経伝達物質の特徴は、作用が遅い半面、持続的で広範囲に作用し、多数のニューロンに影響することです。そのため、この3つの神経伝達物質の量や作用は、心身の状態に大きく影響を与えます。

精神科で使う治療薬も、8〜9割はこの3つの物質を増減したり、働きを抑制あるいは促進したりしてコントロールする薬です。この3つは、それだけ私たちの脳神経に与える影響が大きい物質なのです。

●セロトニン

心身が落ち着いて整っているときの幸福感をもたらす神経伝達物質で、精神を安定させ、不安をやわらげる作用があります。また、意識的に知的に振る舞ったり、物事を分析的に客観視したり、問題の解決に向けて冷静に動こうとするときに必要な神経伝達物質でもあります。

脳内調整を受け持ち、ドーパミンやノルアドレナリンが過剰に作用したときに抑制する役目も担っています。オーケストラでいえば指揮者にあたる神経伝達物質です。体内では必須アミノ酸のトリプトファンから生成されます。リズム運動や呼吸法、ウォーキングなどで分泌が促されます。

セロトニンの量や作用が不十分な場合には、不安が強まったり、うつ傾向が出てきたりします。うつ病の治療薬として多く用いられているＳＳＲＩという薬は「選択的セロトニン再取り込み阻害薬」の略称で、シナプス間隙に放出されたセロトニンが再取り込みされるのを阻害する薬です。それによってシナプス間隙に多くのセロトニンが長くとどまるため、受容体にはまり込むセロトニンを増やすことができ、うつ病の改善に役立つという仕組みです。

●ドーパミン

快楽や動機付け、やる気などに深く関係する神経伝達物質です。物事を達成すると大脳基底核の黒質というところからドーパミンが放出され、脳に快楽を与えてくれます。やる気と集中力を引き出し、意欲を持続させる作用もあります。

「試験に受かった」「くじに当たった」ときなどの報酬・快楽系の幸福感をもたらすほか、いつもと違う新鮮な刺激や新しい体験などを楽しむことでドーパミンの分泌が促されます。

ドーパミンが過剰になると依存症や過食症などを引き起こす恐れがあり、逆に不足すると筋肉のこわばりや手足の震え、体のバランスがとりにくくなるなどの症状が出ることがあります。手足の震えや筋肉のこわばり、運動障害などを起こすパーキンソン病は、脳で作られるドーパミンが減少することによって起こることが分かっています。

●ノルアドレナリン

危険を察知したときなどに脳の強い覚醒をもたらし、注意力や攻撃性、闘争心を高める神経伝達物質です。不安、恐怖、怒りなどをもたらす作用があります。危険なものに遭遇したとき、ケースに応じて不安や恐怖を感じてブレーキをかけて撤退したり、攻撃性を高めて向かっていったりすることは、どちらも重要です。このブレーキとファイトの両方に深く関わるのがノルアドレナリンです。

怒りが高じているときなどは多くのノルアドレナリンが出ています。ノルアドレナリン量が過剰になると、不安や恐怖、焦りが高じて取り乱す状態になることがあります。なお、ノルアドレナリンは脳内物質であると同時に、交感神経の神経伝達物質としても使われています。

この3つと並んで重要なのが、アミノ酸系と呼ばれるグルタミン酸とGABA《ギャバ》という神経伝達物質です。アミノ酸系の神経伝達物質はモノアミン系に比べてすばやく作用する一方、狭い範囲にしか作用しないのが特徴です。脳の慢性疾患の一つで、けいれんなどの発作を起こすてんかんの治療には、グルタミン酸やGABAをコントロールする薬をよく用います。

●グルタミン酸

神経を速効的に興奮させる作用があり、限定した部位に作用します。記憶や学習などに重要な役割を果たしています。

うま味調味料の成分として有名ですが、調味料をとったからといって全部がそのまま脳内に入って働くわけではありません。脳に行く血流には、血液脳関門という脳に必要なものを必要な量だけ取り込む仕組みがあるため、口からとったものがそのまま脳に行くことはないからです。

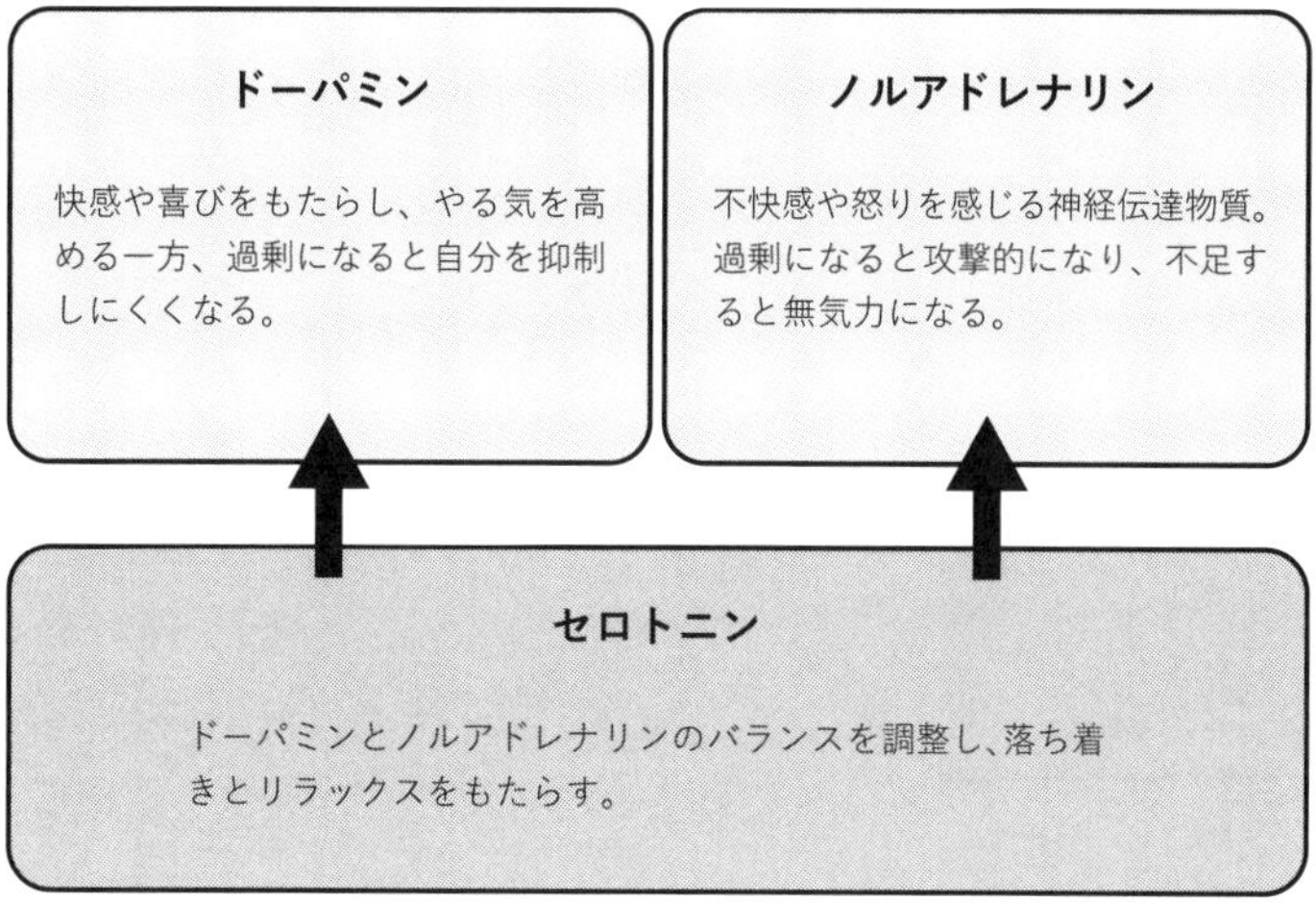

セロトニン、ドーパミン、ノルアドレナリンの役割

●GABA（γ《ガンマ》－アミノ酪酸）

グルタミン酸が興奮を促すのと対照的に、ＧＡＢＡは神経に対して抑制的に働きます。脳が興奮して寝つけなかったり、不安が高じて落ち着かなかったりするときに、速効的に神経を鎮静させる役目をします。

ＧＡＢＡはチョコレートなどの食品に配合されたり、サプリメントとして売られたりしています。血液脳関門があるので、そのまま脳に入るわけではありませんが、神経伝達物質の材料を摂取する意味では脳に良いと考えられます。

このほかの重要な神経伝達物質として、ペプチド系のエンドルフィン、オキシトシン、オレキシンなどがあります。ペプチドとは、タンパク質の構成成分であるアミノ酸が少数つながったものです。

●エンドルフィン

苦痛を中和する物質で、脳内麻薬と呼ばれることがあります。鎮痛作用をもたらすとともに高揚感・満足感を高めます。走っていてつらい時期を乗り越えたのちに快感を感じる「ランナーズ・ハイ」のときなどの陶酔するような幸福感をもたらします。

●オキシトシン

愛情や信頼感、安らぎを形成し、安心感をもたらす神経伝達物質です。人や動物との触れ合い、子どもや動物をかわいいと感じることなどによって分泌が促されます。授乳中の女性であれば、母乳の分泌促進効果をもたらします。

●オレキシン

覚醒と睡眠のコントロールに深く関わる神経伝達物質です。覚醒のスイッチを入れて心身を活性化する役目を果たします。同時に睡眠を抑制する作用を持っています。そのため、オレキシンの作用を抑えることで睡眠を促すことができ、そのような薬が睡眠障害の治療薬として最近は多く使われています。

以上に挙げた脳内物質のうち、ノルアドレナリンは自律神経の神経伝達物質としても使われています。自律神経の情報伝達に使われているのはノルアドレナリンと、もう一つアセチルコリンという神経伝達物質です。

交感神経では主にノルアドレナリン、副交感神経ではアセチルコリンが情報伝達に使われます。

ちなみに、ノルアドレナリンと名前が似ているアドレナリンは、神経伝達物質ではなく血液内に放出されて目的部位で働くホルモンの一種です。アドレナリンは腎臓の上に帽子のように載っている小さな組織である副腎の髄質部分から分泌され、血圧や脈拍などを高めてストレスに対抗する耐性作りをするので「ストレスホルモン」とも呼ばれます。

脳神経をうまく育てるほどストレスに強くなれる

神経伝達物質の管理も含めて、脳神経をうまく丈夫に育てるほどストレスに強い心身を作ることができます。それを心がけていくことは、深刻な病気の後遺症の改善にも役立ちます。代表的な症例として、2つのケースを紹介します。

1人目は40歳の男性です。進学校の国語の教師で、脳の左側に出血を起こし、言語障害と右手足の麻痺が残りました。勤務先は受験校で日常の仕事もハードであるため、元の職場への復帰はまず無理だろうと推測される状況でした。

しかし、「諦めずに、できることからリハビリをやってみましょう」と話し、男性も意欲を示したので、本書で紹介するようなセルフケアをできることから心がけてもらいました。少し回復してきた段階から、私のクリニック内で模擬の授業を行い、私も生徒になって授業を受けました。深刻な状況ではあるのですが、患者も私もある意味では楽しみながらリハビリを行っていきました。

すると、予想以上に早く回復し、本人も自信をつけて最終的には元の職場に復帰しました。現在も元気に仕事をしています。

もう1人は、こちらも40代の男性ですが、両側の視神経を圧迫し、前頭葉内に進展した大きな腫瘍が見られました。ほとんど失明に近い状態で、認知機能も低下していました。手術で視神経の圧迫を解除し、前頭葉内の腫瘍を摘出しました。視力はほぼ回復しましたが、記憶力などの認知機能は低下した状態で、認知症の診断に使われる30点満点の長谷川式テストでは、この男性は10点という状況でした。そこで、心が折れないように励ましながら、日記をつけることをはじめ、脳神経を育てるケアをいくつかアドバイスしてやってもらいました。

すると半年ほどで、長谷川式テストで28点をとれるほど回復し、記憶力も認知能力も戻ってきました。本人はたいへん喜んで、再就職を決めたとのことでした。

このように、通常ならば諦めてしまうような状況でも、粘り強く脳神経を育てていけば道が拓ける場合があります。脳神経を育てることの大切さを知ってもらえたらと思います。

不調を改善する心と体のためのストレスマネジメントとは

細かく脳と神経の話をしてきましたが、すべてを覚えてほしいわけではなく、脳や脊髄や末梢神経の大まかな仕組みを知ってもらえたら十分です。

大まかな仕組みといっても、脳をはじめとする神経、とりわけ自律神経がいかに複雑に働いているかは分かってもらえたと思います。ここでもう一度強調しておきたいのは、自律神経は心にある目に見えない神経ではなく、物理的に存在する神経である、ということです。その中枢は大脳の深部にあり、大脳辺縁系のいろいろな部位や大脳、小脳、脳幹などと連絡し、その情報は脊椎に縦に張り付いている交感神経の幹、および第10脳神経を介して、内臓の間を縦に貫いている副交感神経の幹を伝って、複雑な網目状の末端の神経を通して、すべての臓器、器官、細胞に瞬時に行き渡ります。それほど複雑なので、脳や自律神経をどうにかしようと細かく考えても、到底思いどおりにはいきません。それでも、脳神経に良いことを少しずつでも続けていけば、やはり少しずつ脳神経は応えてくれるのです。

大事なことは、脳神経の構造と働きを大まかにとらえつつ、粘り強く脳神経を育てていくことだと思います。私自身、そんな気持ちで日々、脳神経を育てて自分の仕事に活かしています。

ストレスマネジメントというと、なんとなく頑張らなければならないように思われそうですが、本書で紹介する方法には頑張らないといけないものはありません。むしろ頑張り過ぎないで、もっと楽に生きるために活用してほしいと考えて、脳神経を育てるコツを紹介しています。クリニックでも本書でも同じです。

あまり堅苦しく考えずに、もっとゆったりと楽に生きやすくするために、それらの方法を活かしてもらえたらと思います。

第3章

【頭からアプローチするストレスマネジメント】

記憶の管理、
感情の言語化、スイッチング……
脳と自律神経を
“イメージコントロール”で整える

分析や観察をすることで扁桃体の衝動をコントロール

脳のどこにどんな器官があるのか、なんとなくのイメージでよいのでポイントを押さえておくと、いろんな場面で心身のコントロールに役立ちます。

例えば、世の中には「キレやすい人」がいます。ささいなことでむやみに怒りを爆発させる人です。普段、「あの人はキレやすくて扱いが難しいな」と人に対して思うこともあれば、「自分はキレやすくてだめだなあ」と反省することもあると思います。

そういうキレやすい人の脳では、情報が大脳に行かずに扁桃体に行っていると考えられます。扁桃体は古い脳である大脳辺縁系にあるアーモンドのような形と大きさの器官で、好き嫌い、快不快、不安・緊張・恐怖といった情動に深く関わっています。

情報が扁桃体に入ると、好き嫌いや快不快で反応してしまうので、苦手なものや人に遭遇すると「嫌だ！」「不快だ！」と極端な感情が湧いてキレやすくなってしまいます。それだけでなく、扁桃体は不安・緊張・恐怖を引き起こす部位でもあるので、強い不安や恐怖心が起こることもあります。人によっては、不安や恐怖をかき消そうとして、余計にキレやすくなる場合もあるのです。

扁桃体の衝動的な回路を使わずに、情報を大脳のほうに送ることができれば、「キレやすさ」を弱めたり、回避したりできます。そのためには、物事や人に対して好き嫌いや快不快だけで判断せず、一歩踏み込んだ情報を得て分析的にとらえることがカギになります。

「そもそも自分はなぜ、これが嫌いなのだろうか」「自分はこの人のどこにイラッとしているのだろう」などと苦手な理由を考えてみるのも良い方法です。ものなら色や形や匂いなどを、人なら立ち居振る舞いや態度などを観察してみるのもおすすめです。そういった分析をしていくことで、情報は大脳に行くようになるので、冷静にとらえられるようになり、不安や恐怖も起こりにくくなります。

「幽霊の正体見たり枯れ尾花」という有名な句があります。「幽霊だと思って怖がっていたけれど、よく見ると枯れたススキの穂だった」という意味で、「正体が分からないと怖く感じたけれど、実際の姿を見たらたいしたものではなかった」というときの例えに使われます。幽霊だと思い込んで震え上がっているときには扁桃体に情報が送られますが、落ち着いてよく観察することで大脳に情報が行き、ススキだと分かって「なあんだ」となるわけです。

扁桃体を使うことが悪いのではありません。本当に危険なときには、不安や恐怖を感じて逃げたり、戦うための準備をしたりする必要がありますから、扁桃体はそのために働いているのです。実験で扁桃体が働かないようにした動物は、天敵が近づいても逃げなくなってしまったという結果も出ています。危機管理にはスピードが求められるので、扁桃体に情報が入ると、どうしても衝動的な反応になるのです。危機管理のためには扁桃体の働きも重要ですが、扁桃体が過敏になると危険なことでもないのに反応してキレやすくなったり、過度に不安や恐怖を感じたりします。

身体的な理由がないのに、突然、動悸、めまい、発汗、窒息感、吐き気、手足の震えといった発作を起こすパニック障害や、不合理だと分かっていてもある行為がやめられない強迫性障害など、過剰に不安を感じる病気を総称して不安障害、あるいは不安症といいます。こうした不安障害を起こしている人の脳では、扁桃体が過度に反応することが分かっています。

また、命が危険にさらされたり、非常にショッキングな出来事に遭遇したりしたあと、その出来事を思い出して恐怖に襲われるPTSD（心的外傷後ストレス障害）という病気があります。この場合は扁桃体に加えて海馬も過剰に働き、両者で反応し合って過去のショッキングな出来事がまざまざとよみがえり、恐怖を感じるようになります。

PTSDに対しては、薬剤療法やその他の療法によって扁桃体の過剰な働きを抑制することで、不安をやわらげて症状を改善することができます。

これらの病気の話からも、扁桃体がいかに不安や恐怖と結びついているかが分かると思います。これは病気の話であって、日常的にキレやすいとか、多少不安を感じやすいという場合は、もちろんそんな治療は必要ありませんが、扁桃体という器官を意識することはコントロールに役立ちます。

扁桃体は右脳と左脳の間の脳の中心近くにあります。自分がキレやすいタイプだと感じる人は、そこが過剰に反応しているのだと意識してください。そして、少しずつでも物事を分析したり観察したりするクセをつけることが大事です。衝動的な好き嫌いや快不快だけでなく、分析しながら眺めることができたら、扁桃体でなく大脳に情報が入っているなと認識して、それを習慣づけていってください。

周囲にキレやすい人がいる場合、「この人はすぐキレるから嫌なんだ！」と、衝動を衝動で受けるのではなく、「この人は扁桃体が過敏に働くタイプなのだな」ととらえることが重要です。脳の中心近くにあるアーモンドの形をした器官が、赤くなったり点滅したりしているイメージを思い浮かべてみるのも良い方法です。

脳の器官がそうさせているととらえて冷静に対応し、「扁桃体が沈静化するまで、ひとまず受け流しておこう」とでも思えたら、少しは楽に対処しやすくなるのではないかと思います。

神経伝達物質は色分けしてイメージしていく

脳と自律神経をコントロールするには「イメージの力」がものをいいます。自分で想像するだけなので簡単にでき、効果的なストレスマネジメントになります。代表的な方法としておすすめしたいのが、「神経伝達物質を色分けしてイメージする」ことです。

脳内で働く多くの神経伝達物質のなかでも重要なのが、セロトニン、ドーパミン、ノルアドレナリンの3つです。セロトニンは精神を安定させ、不安をやわらげ、心身を整えて落ち着かせる作用があります。ドーパミンはやる気や意欲を高め、気分を高揚させて楽しい気持ちにします。ノルアドレナリンは心身をシャキッとさせて集中力や闘争心を高めます。

この3つの神経伝達物質に、それぞれの色を割り当てます。具体的な色の割り当ては自分なりのイメージで決めてよいのですが、ここでは例として、いつも私がイメージしている色を紹介します。

私の場合、「セロトニンは青、ドーパミンは黄色、ノルアドレナリンは赤」とイメージすることにしています。そして、時と場合によってその3色のイメージを思い浮かべ、心身のコントロールに利用しています。

例えば、イライラしたり怒りっぽくなったりしているときは、ノルアドレナリンが多くなっているので赤い状態です。自分で「おっと、脳内が赤くなっているぞ」とチェックして、落ち着くために青を投入するイメージを描きます。イメージだけなのですが、しっかりセロトニンが働いたときのように気持ちが整って落ち着いてきます。

逆のパターンもあります。なんとなくやる気が乏しく気分が上がらないようなときは、脳内が青くなっているとイメージします。そしてそこに、赤や黄色を入れていくようにイメージします。何かに真剣に取り組む必要があるときは赤に、楽しみながら意欲的にやりたいときは黄色というふうに使い分けるのも良い方法です。両者を合わせてオレンジにしてもかまいません。

この場合も、青からパッとオレンジや赤や黄色に切り替えても、あるいは紫や緑をイメージしてもけっこうです。そのようにイメージすると、気分が上がってやる気や集中力が出てきます。

思い浮かべるだけなのですが、イメージの力は侮れません。気分

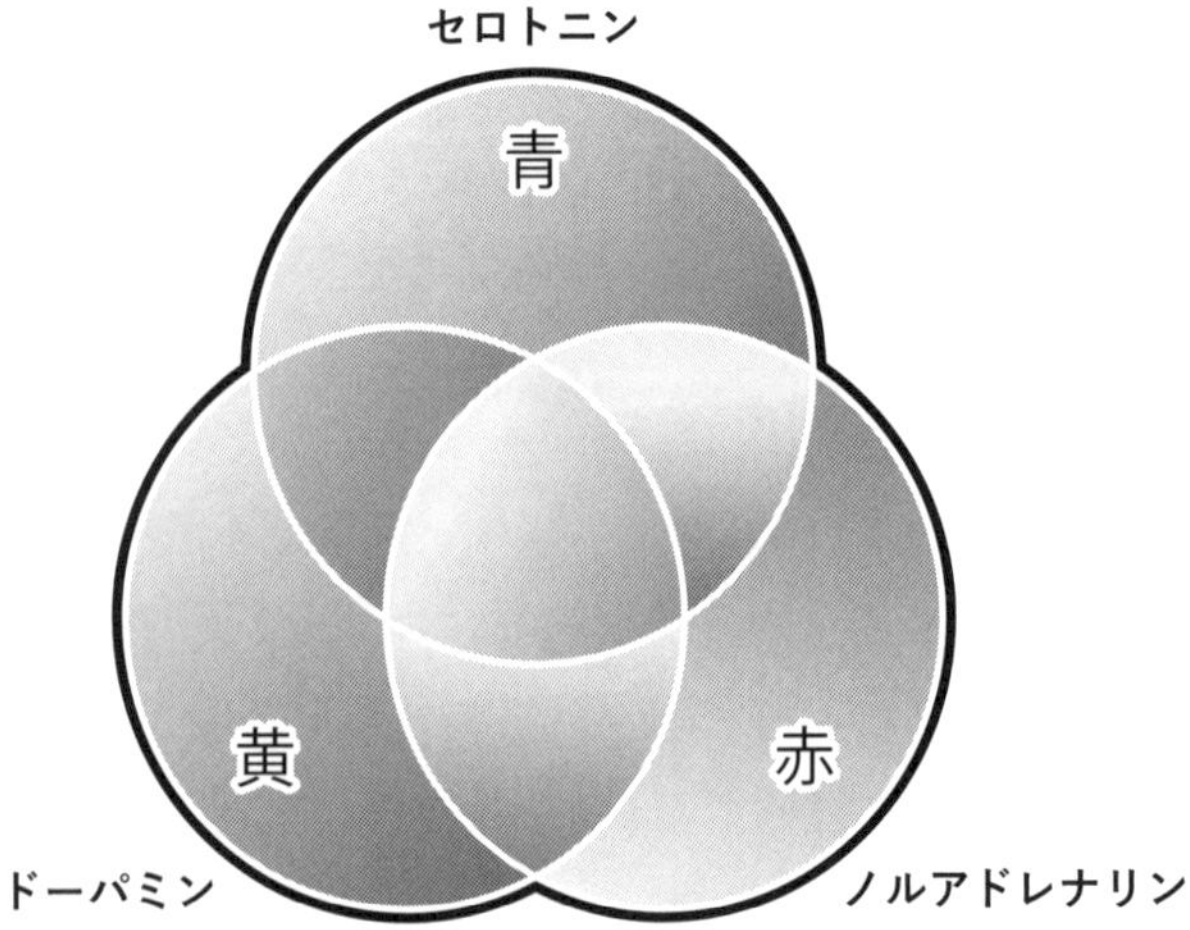

ノルアドレナリン、ドーパミン、セロトニンの色分け（イメージ図）

を瞬時に切り替えることができ、ストレスマネジメントに役立ちます。色の三原色を混ぜ合わせることでどんな色も作り出せるように、三大脳内物質を適当に配分すれば、さまざまな気分を意図的に作ることも可能です。簡単な方法なので、自分なりの色の割り当てをして取り入れてみてください。

具象と抽象を使い分ける

日頃、「具体的」「抽象的」という言葉を口にする機会はけっこうあると思います。具体的なものや表現、形のことを「具象」といいます。「目に見える形があるもの」ともいえます。一方、抽象的なことを抽象といいます。抽象とは、個々の事物の本質や共通の属性を抜き出して概念としてとらえることです。

少し分かりにくいのですが、例えば「言語化・数値化・図形化・音声化されたもの」はすべて抽象です。「動物にはできないような変換をしたもの」ということもできます。

具象、つまり形のある事物そのものを認識することはもちろん大切ですが、それだけでなく、言語化・数値化・図形化・音声化などの抽象化をしていくことが、脳のトレーニングとして大いに役立ちます。

なぜなら、抽象化することやその情報を取り込むことは大脳、特に高度な思考を受け持つ大脳新皮質の担当分野だからです。抽象化することが大脳のトレーニングになり、習慣にしていくことで物事を冷静に受け止めやすい脳になっていきます。

例えば体験したことや感じたことなどを言葉にすることや書き出すことは、一つの抽象化の作業です。物事を数値化したりグラフ化したりするのも同じです。難しく考えなくても、0から10のうち、今の自分の興奮状態はどのくらいだろうかと考えるだけでも、立派な数値化の作業といえます。

もちろん具象、つまり事物そのものを見て対応することも重要なので、具象と抽象はバランス良く使い分けていく必要があります。私の場合、手術をしているときは具象と抽象を交互に使っています。

実際に執刀する対象は目の前の患者ですので、いうまでもなく具象ですが、手術の間にさまざまなデータを駆使したり、状況を数値化してとらえたり、言語化してスタッフに伝えたりしているので、具象と抽象を同時に使ったり、交互に使い分けたりしているわけです。具象と抽象を行ったり来たりすることは、目の前のことだけではなく、イメージを次々と作っていくこと、ともいえます。

これは手術に限らず仕事や日常のさまざまな場面で漫然と取り組むのではなく、具象と抽象という認識を持ちながら行うことで、自然と脳が鍛えられていきます。

デジタルとアナログを使い分ける

具象と抽象と同じようなことが「デジタルとアナログ」にもいえます。

デジタルとアナログのことを考えるにあたり、まず「デジタルは新しく、アナログは古い」というイメージを拭い去ってください。２つは表現法の違いであり、「デジタルは数値化・記号化した非連続の表現」、アナログは「線や面などによる連続した表現」という意味です。

デジタル化すると一般化して分かりやすく、伝達しやすいので、世の中では盛んにデジタル化が叫ばれていますが、実際の個人の生活はアナログの世界です。

一定の規則に基づく機械的な物事は、デジタル化すれば速く正確に行えるので、仕事の効率は上がります。しかし、現実の私たちの生活は不確定な要素や条件が多々入ってくる連続したものです。したがって、デジタルを上手に使いこなしつつも、それに振り回されることなく、アナログで自分の価値判断をしっかり表現して行動することが、ストレスマネジメントのためにも大切です。

私が手術を行う際にはナビゲーションなどのデジタル機器は使用しますが、個々に条件が違うため、その場での判断力と技術力が重要であり、手術はきわめて感覚的かつアナログ的です。かといって、感覚的・アナログ的な方向に行き過ぎ、手術に対する不安や恐怖心まで呼び起こすのは困りますので、同時に恐怖心などの余分な感情を消すデジタル脳になり、冷静な手術マシーンになりきることもあります。

どんな生活でも、また仕事のなかでも、このようにデジタルとアナログをうまく使いこなすことでストレスや疲れはぐっと減ります。しかも仕事の効率も上がります。デジタルで方向性を決めてフレームを作り、アナログでつないで充実させるという大きなイメージを持って事にあたるのがコツです。

デジタル感覚は効率化や明確化を意識することで鍛えられます。アナログ感覚を鍛えるには日々のなかで、五感を使うことが役立ちます。日本はデジタル後進国などと揶揄《やゆ》されますが、逆に四季折々のアナログ的豊かさがある幸せを私は感じます。

何事も基本的な勉強と実践をくり返すことで、デジタル力とアナログ力が養われます。熱く感情的になりそうなときにはデジタル力、単調でやる気が出ないときはアナログ力を発揮して、イキイキと日々を過ごしたいものです。

記憶力の向上にもイメージが役立つ

私たちの記憶は短期記憶と長期記憶に分かれています。短期記憶というのは数秒から数時間の文字どおり短い記憶で、この一時貯蔵庫に使われているのが脳の海馬です。海馬にある短期記憶は、そのままでは消えてしまいますが、何度も取り出したり確認したりすることで、本格的な記憶の貯蔵庫である大脳に移ってしっかりと記憶できます。そうなった記憶が長期記憶です。

逆にいうと、海馬の記憶はくり返し思い出さないと大脳に定着しないわけです。脳外科には、「頭を打ってからその前後の記憶がない」と訴える人がよく来院します。大人も子どももいて、子どもの場合は親が心配して連れてきます。

記憶を失ったことで、脳に大きな障害が起きたのではないかと不安になって来院するのですが、ほとんどは心配しなくても大丈夫です。これは頭を打った瞬間に海馬周辺の神経伝達が一時的に乱れることで起こる現象です。このようになると、なかなか大脳に定着しないまま記憶が流れて消えてしまいます。そのため、頭を打つ前後の記憶だけがスッポリと抜け落ちた状態になります。そういうことはよくあって、乱れた時期以降の記憶が通常どおりあるのなら、まず問題ありません。

短期記憶というとワーキングメモリと混同されがちですが、ワーキングメモリは何かの作業をするとき、短期記憶よりさらに短い間、サッと覚えておく記憶のことです。例えば電話番号を聞いてすぐメモするまでの間に覚えておくときのような記憶です。

また、長期記憶のなかにも顕在記憶と潜在記憶があります。顕在記憶というのははっきりと言語で表現できるような意識している記憶です。潜在記憶は私たちが普段は意識していない記憶です。

潜在記憶のほうは、必ずしも海馬を介さなくてもよく、小脳や線条体、扁桃体などが関係します。潜在記憶というと、脳の奥底に眠っている記憶というイメージが強いと思います。それも潜在記憶ですが、ほかにも意識していない記憶は意外とたくさんあります。

例えば、手続き記憶と呼ばれる長年の慣れで覚えた作業や技術の記憶があります。何も考えなくても「手が覚えている」というような感覚で物事ができるという記憶です。これは海馬に障害が起きた人でも問題なく記憶できることが知られています。

ほかに、自転車に乗るとか楽器を弾くといった動作に関する記憶は小脳を中心に記憶され、これも普段は意識し

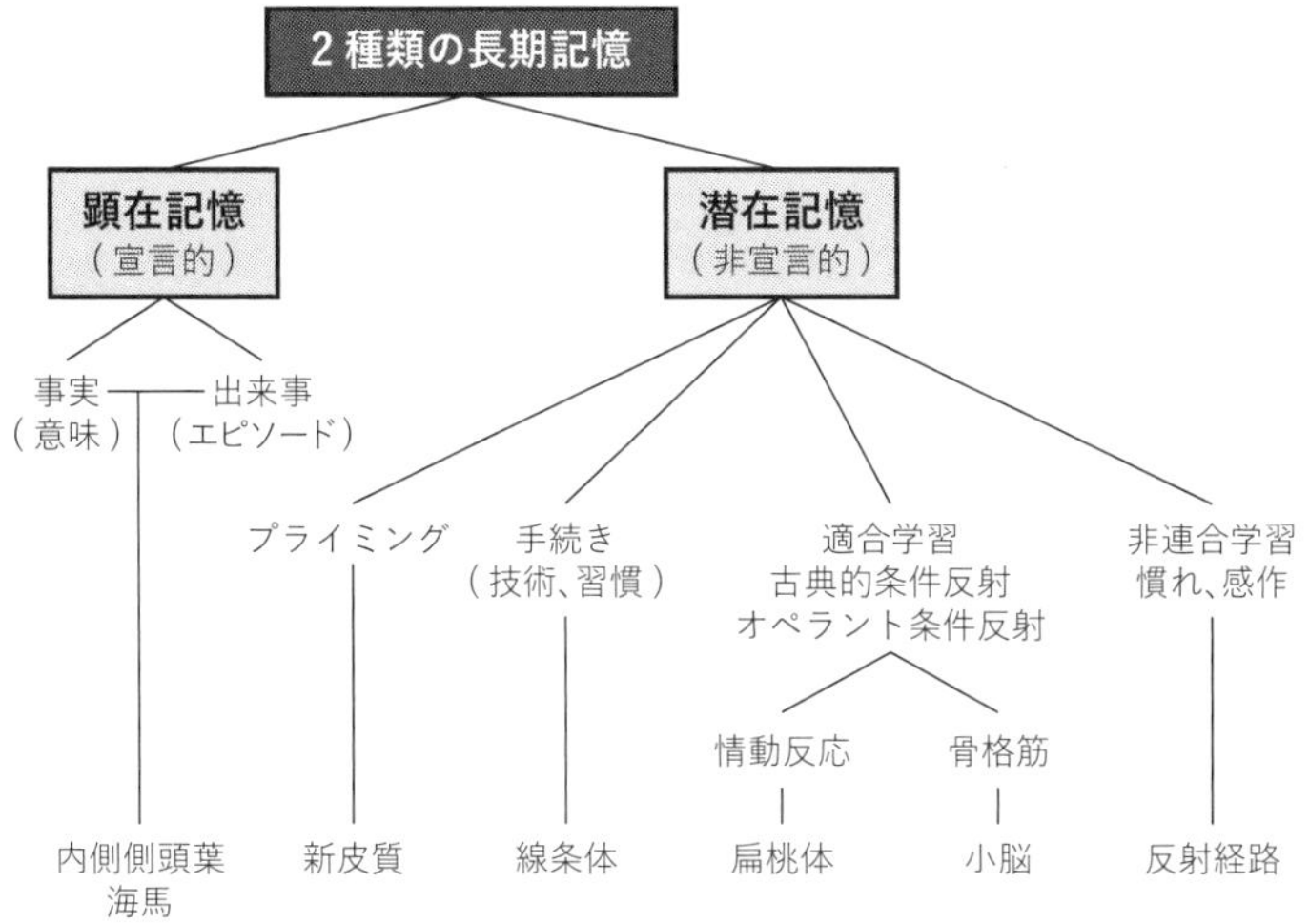

生理学的記憶分類

ていないので潜在記憶に分類されます。

最近、記憶というと海馬が注目されて、よく話題にのぼります。超高齢社会になって認知症が増え、認知症では早期から海馬の機能低下や萎縮が見られることなどから、海馬が注目されているようです。

しかし、記憶を司っているのは海馬だけではありません。昔からの手続き記憶を活かして物事を行ったり、小脳で覚えた動作で趣味を楽しんだりすることは問題なくできるのです。記憶は海馬がすべてというように誤解しないで、脳のいろいろなところを使って記憶を活かしたり、新たに記憶していったりすることが大事です。

もちろん同時に、海馬の働きもできるだけ維持したり、強めたりできればそれがベストです。海馬は、加齢とともに萎縮しやすい器官ですが、脳の大部分の神経細胞が、生まれたあとは新生しないのに対し、海馬では例外的に神経細胞が新生することが分かってきています。したがって日々の心がけ次第で海馬の衰えを阻止したり、働きをさらに高めたりすることも可能なのです。

海馬は短期記憶の一時保管場所であるとともに、物事を大脳に記憶させるための一種の変換器でもあります。海馬の中でいくつかの事象が結びついたり、融合したりして記憶されることも多いのです。

何かを覚えるときに語呂合わせをして物事に結びつけると覚えやすかったり、何かがあったときにたまたま流れていた音楽とともに記憶していたりということは、誰でもよく経験すると思います。そのように記憶をミックスすると、海馬の刺激になるうえ大脳にも定着しやすくなるのでおすすめです。

無味乾燥な数字や文字の配列、難しい言葉を覚えたいときは、連想するイメージの力を借りるとぐんと覚えやすくなります。

「イメージはどうやって作るのですか」とよく聞かれますが、何もしないでいても湧いてくるイメージは限られているので、豊富なイメージを湧かせるには元になる材料が必要です。

その材料は自分で〝取材して〟集めなければなりません。取材先は何でもよく、遭遇した出来事をよく観察したり考察したりするだけでも取材になります。人に話を聞く、本を読む、映像を見るなど、すべてイメージ作りの取材になります。

混沌《こんとん》としたままではなく、できれば起きた事実、五感で感じたこと、新たに知った言葉などにいったん分類してから連係を持たせておくと効率良く記憶できます。そういったことを簡単に書き留めておくだけでも効果的です。

そして、折りに触れてその記憶を取り出して確認したり、吟味したり、新しい要素を加えたりしていきます。こうすることで、高次の機能を司る大脳の前頭葉も刺激され、記憶力が高まるだけでなく脳の活性化にも役立ちます。

「分類記憶」は記憶を脳に定着させるテクニック

いろいろな体験をしたあとで、日記などの形で記録しておくことは、記憶を定着させるためにたいへん役立ちます。日記は見返すと、書かれたことをとっかかりとして、書かれていないことまで思い出します。範囲を拡大しながら多くのことを記憶し直し、しっかり定着させることができるのです。さらに記憶からさまざまなことを連想したり、最近の出来事と結びつけたり、想像や予測をしたりといった脳の活動も引き起こされます。物事を記録し、さらに見直すことは、いろいろな意味で脳の活性化に役立つのです。

どんな形でもまずは記録することが大事ですが、より脳の活性化に役立つのが「分類記憶」に基づく記録法です。私はいつもこの方法で記憶し、記録をしています。私の場合の一例を挙げてみます。

先日、所用のために長崎から大阪まで新幹線を使って小旅行をしました。いつも旅行後には、振り返って体験や出来事を記録するのですが、その際に使うのが分類記憶に基づく記録法です。

分類記憶とは、そのときの旅行の中の印象深いところから始めて、次第にこまごまと思い出していくやり方のことです。まず、設定した旅の目的、旅程、場所を確認して、項目ごとにそれぞれを埋めていきます。

その間をさらに埋めるように、気候はどうだったか、乗り物は何を利用して乗り心地はどうだったか、どのような食事だったか、服装はどんなものを着たか、宿泊場所はどこでどんな宿だったか、道中の景色はどうだったか、道中に同行者や出会った人とどんな会話を交わしたか、などの記憶を呼び起こして記録していきます。

事実関係だけでなく、それぞれの出来事に関わる音、色、味、香り、肌触りなど、五感を通して感じたことも思い出していきます。このようにすると、1つのことから次々に思い出が連なっていき、細かな景色や町の様子から、人々の会話や食材、乗り物の乗り心地、布団の感触まで、詳しくよみがえってきます。

これが分類記憶に基づく記録法です。言葉で表すことができる陳述記憶は、脳の海馬を通して大脳の各方面に分類して記憶されます。それらが連絡を取り合って一つの物語として想起されるのです。そのため、ひとかたまりの物語として覚えるよりは分類して記憶したのち、互いに関連させるほうが記憶の定着が促され、脳の活性化にもなります。

私は過去の旅行もこのような手法で記録し、時々思い出しては楽しんでいます。あまり写真は撮りませんが、脳の中の写真機にしっかり映すことを心がけています。旅の記録を見ると、その脳の中の写真も鮮やかによみがえります。記録を見返すたびに、やはり旅は脳の活性化に効果的だと改めて思います。

もちろん旅だけでなく、分類記憶に基づいていろいろなことを記録していけば、脳の活性化につながります。脳の中の写真機を使う意識で過ごすと、普段の何気ない一日でも鑑賞できることがたくさんあることに気づき、心豊かになります。また、この分類法は記憶だけでなく、いろいろなことにも応用できます。実は手術も組織を分類して処理していく作業なのです。ぜひ取り入れてみてください。

五感を意識して視床機能を高める

私が日頃から心がけている習慣の一つに、「感覚神経を意識する」ということがあります。感覚神経は、体の各部で感じたさまざまな感覚を脳に送る神経です。脳の中心部近くにある脳幹に「視床」という器官があります。感覚神経の中枢です。体の各部で得た感覚は視床で中継されてから、大脳の頭頂葉にある感覚野に送られます。

ただ「痛い」「熱い」など生命維持において急を要する感覚なので、危機管理に働く扁桃体にも送られます。即座に対応しなければならない痛みの感覚は少し特殊ですが、そのほかのさまざまな感覚はすべて視床に入ってきます。

感覚神経には多くの種類がありますが、そのなかでも分かりやすいのが「視覚、聴覚、嗅覚、味覚、触覚」という五感です。これは感覚を大まかに分類したもので、ギリシャの哲学者アリストテレスが最初に唱えたとされています。

これに分類できない内臓感覚、立体感覚、平衡感覚などの感覚神経も多数ありますが、日々のなかでは基本の五感を意識して過ごせばよいと思います。そのさまざまな感覚を、意識せずに通り過ぎるのではなく、ある程度それらを味わうことが脳神経を育てることにつながります。

感覚神経と運動神経は合わせて体性神経と呼ばれます。普段、スポーツ選手などを見ていると運動神経を駆使していることだけが注目されがちですが、プロスポーツ選手はむしろ感覚神経を大事にしています。

サッカーでも、最後にシュートを決めるのは運動神経によって行う動きですが、その前にさまざまな感覚を動員して状況を分析・判断しています。この感覚を研ぎ澄ますことで、より良い結果が得られるようになるのです。

物事を五感で味わおうとするとき、好き嫌いだけが前面に出過ぎると、それも扁桃体に送られて衝動的な反応になってしまいます。好き嫌いからは一歩離れて、例えば食べ物なら味や風味、色、匂い、感触などを深く味わうことが、視床の機能を高めるために役立ちます。

そうすると、食べ慣れたと思っている食品にも新たな発見があったりして、脳神経を育てることにつながります。食べ物に限らず、洋服などでも好き嫌いはひとまずおいて、素材や色や感触などを観察し、味わう感覚を持つのがポイントです。音楽、香り、文章、絵なども同じで、反射的に好き嫌いだけで反応するのではなく、ひとまず視床で受け止めて味わうということが大事です。

そのように五感を意識しながら感覚を味わう習慣をつけていくと、反射的な感情をコントロールしやすくなったり、物事を丁寧に深く見ていけるようになったりします。

私は起床から2時間ほどを「感性の時間」と名づけて過ごしています。4時半に起床して6時半までの2時間、まず朝の空気に触れ、お茶を淹《い》れ、お香を焚《た》き、音楽を聴くことから始めて、さらに読書や語学の勉強など好きなことを楽しみ、最後に風呂に入ってから仕事場へ向かいます。可能なら、一日のうちのどこかでこんな時間を持つのも良い方法です。

感覚を磨くということは、脳のネットワークを増やし鍛えていくことにつながります。物事に衝動的に反応するとストレスを感じやすくなりますが、五感を意識して感覚を磨くことで物事を深く見られるようになります。その分、ストレスマネジメントにも役立つのです。

脳外科手術後の記憶障害の治療

脳を扱う手術をすると、どんなに慎重かつ丁寧に行って手術自体が成功しても、多くの場合はやはり脳が一時的に乱れます。脳は複雑でデリケートなので、どうしてもそういうことが起こるのです。

大部分の脳の手術は、正常な神経細胞を圧迫している腫瘍を取り除いたり、血行障害を起こしている血管にバイパスを作ったりして、神経細胞の環境を良くすることが主眼です。基本的に脳の神経細胞にはできるだけ触れないようにするのですが、環境の変化によって正常な部分も影響を受けることがあります。

そんな場合には、影響を受けた脳の部位によっても違ってきますが、なんとなくぼんやりしている、活気がない、手足がだるいなどの症状やてんかん発作を起こすようになったり、体の一部がけいれんしたりということが起こる場合もあります。また、記憶に影響してものが覚えられなくなったり、以前の記憶が失われたりするケースも見られます。

このように一時的に乱れた脳の機能をできるだけ早く回復させるために手術後の安定期になったら「日記をつけること」をすすめています。その日一日に起きたことを淡々と記録するだけでも役立ちますが、自分の思ったことや感じたこと、何かに触れたり、食べたりしたらその感触や感想なども書き留めていくとより効果的です。日記は、エピソード記憶の記載になりますが、海馬に入った情報を大脳へ送り、抽象化した文字として記録します。感情や感覚の記憶は視床や大脳辺縁系も関わります。文字だけでなく、スケッチするのも効果的です。私はレストランでも、いいなと思ったワインのラベルや料理や景色などをテーブルの紙ナプキンにボールペンで簡単に描いて持ち帰ったりします。すると料理や場面が翌日に鮮明に思い出されます。

家族と会話しながら、団らんをゆっくり楽しむことも、脳の回復を促すのに効果があります。日記もそうですが、自分の心を開いてアウトプットすることが重要です。

こういうことを続けていくと、一時的な脳の乱れがとれて整ってきます。落ち着いてくると、てんかんやけいれんは起こらなくなり、記憶も元に戻り、物事を記憶することも正常にできるようになってきます。

脳の手術後にけいれんや記憶障害などが起こると、本人も家族も「ずっと治らないのではないか」という不安に襲われるものです。無理もないのですが、ほかの臓器と同じように、脳も手術後しばらくの間は乱れが生じて、通常運転になるまでには少し時間がかかることを知っておいてもらえたらと思います。

その症状のインパクトが強いので心配になりますが、手術自体がうまくいったのなら、しばらく経てば回復してきます。その際に、日記や家族との会話などが役立つので、心がけてみることをおすすめします。

脳の手術後に限らず、これらのことは認知症の予防や認知機能の低下、物忘れが多くなってきたときなどに、脳の機能を維持・向上させるためにも大いに役立ちます。ぜひ取り入れてみてください。

ソムリエ感覚で物事を言語化することで脳が活性化

脳を活性化してストレスマネジメントに役立てる方法の一つとして、「物事をソムリエ感覚で言語化する」ということがあります。

ソムリエとはワインに関する専門的知識を持ち、レストランなどで客の要望や料理に合うワインを選ぶ手助けをするスペシャリストです。

最近の日本では、日本酒やビールなどでもワイン同様にソムリエと呼ばれる人がいるほか、野菜ソムリエ、温泉ソムリエ、だしソムリエなど、お酒以外の飲食物やその他の領域にも拡大してきています。

いまやソムリエは分野を問わず「そのことに詳しくてより良い提案をしてくれる人」というような意味になってきました。ソムリエという言葉の響きとイメージがすてきなので、いろいろな業界に取り入れられるようになったと思われます。

本来のソムリエは、ワインの見た目に始まり、香りや味を非常に多くの例えを使って縦横無尽に表現することで知られています。ソムリエの試験では、どれほど豊かでかつ的確な表現でワインを表現できるかが厳しくチェックされます。

特に香りについては、各種の果物や植物、スパイスなどに例えたり、情景やシチュエーションに例えて詩的な表現をしたりします。

そのようにあの手この手を使って表現することは、脳を活性化させるために効果的です。そこでワインに限らず、日頃口にする料理や飲み物などについて、「自分がソムリエになったつもりで、思いつく限りさまざまに表現してみませんか」というのが私の提案です。

食事をとるときに、ただ動物のように食べるのではなく、いろいろなことに思いを巡らせながら食べることで、大脳新皮質が刺激されます。すると本能を司る扁桃体などで衝動的に反応することが減ってきます。衝動的に反応すると、自分の思いどおりにいかないときなどストレスに直結しやすいのですが、大脳新皮質で考えることでその回路が抑制されるため、ストレス軽減のトレーニングにもなるのです。

難しく考える必要はなく、自分なりに感じることや分かることを、片っ端から言語化していくだけでＯＫです。

どんな材料を使っているか、それはどこで作られた材料か、とれた海や山や畑などのイメージ、どんな調理法で作っているか、味わい、風味、熱さ・冷たさ、使ってあるスパイス類、どんな食器が使われているか、素材を採ったり作ったりした人への感謝、料理を作った人への感謝など、その気になればどんどん語れると思います。

食事のたびに行うのは難しいと思いますが、比較的時間があってゆっくり食べられるときなどにお試しください。ソムリエ感覚で詩や俳句などを作ることは、具象抽象のやりとりでもありますので、食事に限らず、身の回りのいろいろな物や出来事、景色、天気なども、同じようにやってみると、違いが分かる脳が育成されます。

怒りは体内に起こる同時多発テロ

自分のなかで起こる感情の変化が、脳に負荷をかけることがあります。なかでも脳に大きな負荷をかけるのが怒りの感情です。

怒りの情報は古い脳である大脳辺縁系に伝わり、特に扁桃体が瞬時に反応します。記憶に関する海馬とも連絡し、また、近くには自律神経の中枢である視床下部やホルモン系の中枢である視床下部下垂体がありますが、それらも一気に活動的になります。視床下部では自律神経のうち、緊張状態を作る交感神経の働きが急激に高まるように指令を出します。

こうした情報がいろいろな臓器に伝わり、心臓の働きを高めたり、血管を収縮させて血圧を上げたり、消化器の働きを抑えたりします。

視床下部下垂体からは腎臓の上にある副腎に指令が伝わり、ストレスホルモンと呼ばれるホルモンの分泌を促します。ストレスホルモンはその名のとおりストレスに対抗するためのホルモンです。複数のホルモンがありますが、その代表は副腎皮質から出るコルチゾールというホルモンで、これはさまざまな病気の治療薬として使われているステロイドホルモンの一種です。ストレスに対抗して、いわば体の非常事態に備えるホルモンなので、これが十分に出ることは体を守るために重要です。

実際に脳の手術や外傷で下垂体が損傷や障害を受けて働けなくなると、副腎皮質ホルモンが出なくなることがあります。すると風邪を引きやすくなり、さらに風邪を引いたときに血圧が急激に下がってショック状態になるなど、ちょっとした病気でも危険な状態に陥りやすくなります。

私がまだ研修医だった頃にはそういう事例がよくありました。手術後に下垂体が破壊された状態で、副腎皮質ホルモンが出なくなって救急車で運ばれてくるのです。技術が発達した今は、脳の手術でそこまで下垂体が働かなくなることはありませんし、万一に備えて手術後は副腎皮質ホルモンを薬として飲む補充療法が行われています。

副腎皮質ホルモンは体になくてはならないホルモンなのですが、その役目はストレスがかかったときに一時的な臨戦態勢を整えることです。ずっとストレスがかかりっぱなしでストレスホルモンが出続けると、それはそれで困ったことになります。

ストレスホルモンは非常事態に対応するために、体のタンパク質を壊して使ったり、高血糖を促したり、血圧を高くしたり、免疫力を下げたり、骨の形成を阻害したりする働きがあります。どれも一時的なら、非常事態を乗り切るために仕方がないのですが、続いてしまうとさまざまな病気を招く元になるのです。

怒りによって、これだけさまざまな悪影響が起こるのですから、いってみれば怒りは体内に起こる同時多発テロのようなものです。

脳への過剰な刺激に始まる一連の悪影響を起こさせないように、できるだけ穏やかに過ごすことが大切です。頻繁に怒る生活を続けていると、結局はどこかにシワよせがきて病気につながってしまうからです。

冷静になりたいとき・頑張りたいときのイメージ

怒りやイライラに襲われて、冷静になりたいときには、神経伝達物質の色のイメージを思い浮かべるのが良い方法です。怒りやイライラは神経伝達物質のうちのノルアドレナリンが司っているので、それを赤として、セロトニンの青で沈静化させるイメージです。逆に頑張りたいときは、ノルアドレナリンの赤やドーパミンの黄色をイメージすることで活気が出てきます。

冷静になりたいとき・頑張りたいときに役立つイメージもあります。例えば、もし手近にフワフワした柔らかい布やぬいぐるみなどがあったら、それに触れながら脳でもイメージすることで、怒りやイライラの緊張がほどけて冷静になれることがあります。

逆に頑張りたいときには、シャープなものやとがったものなどをイメージすると緊張感を持つことができます。

音楽も役立ちます。実際にCDなどをかけられたらベストですが、かけなくても自分で口ずさんだり、頭の中で曲を思い浮かべたりするだけでも効果的です。どんな音楽を使うかは個人の好みでよいのですが、一般に冷静になりたいときは静かな落ち着いた曲や穏やかな曲をセロトニンの青色をイメージしながら、頑張りたいときにはアップテンポな曲やリズミカルな曲をノルアドレナリンやドーパミンの色をイメージして心で歌うのです。

私の場合、冷静になりたいときは童謡の『故郷《ふるさと》』などの牧歌的な歌を口ずさんだり思い浮かべたりします。ここぞというときには、映画『ロッキー』のテーマソングを心で鳴らします。若く苦しかったときは、カーペンターズの「明日は今日より明るくなる」という歌詞を口ずさんで通勤していました。

こういった自分なりのテーマソングを決めておいて、いざというときにサッと口ずさんだりすると、神経伝達物質の色のイメージなどと組み合わせて、すばやく脳をコントロールするのに役立ちます。

脳には柔軟性が大切——ものの見方を固定しない

何かについて観察・思考するときに、常にいろいろな角度から見たり考えたりする習慣をつけておくことも脳の活性化に役立ちます。一面だけ見るのではなく、上から見たり、下から見たり、横から見たり、斜めから見たりすることが大事です。

実際に何かものを見るときには、物理的にあちこちのアングルから見るようにしてください。抽象的な意味でも、物事、出来事、人などをいろいろな角度から見るようにするのがおすすめです。

ピカソで知られるキュビズムという手法の絵は、多様な角度から見た物や人の姿を一つの画面に収めたものといわれています。実際にはそれらの姿が同時に目に見えるはずはないのですが、あえて1枚の絵に収めているというわけです。

そうとらえると、「奇妙な絵」としか見えなかった絵にも味わい深さが感じられるのではないかと思います。ピカソの絵のようなイメージで、物事に対しても人に対しても、多様な視点を持つことが大切です。

例えば、自分には理解しにくい言動をする人がいたとして、「変わっている。理解できない」で済ませるのではなく、その背景にあるものを考えてみたり、自分の行動と比較して見たり、相手から見た自分はどうなのかという視点を持ってみたりすることで、新しく見えてくるものがあるはずです。

基本的に物事でも人でも出来事でも、単純に一面だけで成り立っているわけがありません。何面もあるのだから、次元を上げていけば見えないものも見えてくるということを認識しておくことがポイントになります。

「次元」という言葉は抽象的な意味や例えも含めて比較的よく使われる言葉ですが、本来は数学で空間の広がりを示す指標です。座標の数によって表され、理論上は0次元からn次元、無次元空間まであり得るとされています。

1次元から3次元までは比較的理解しやすい概念です。1次元は座標が1つの世界、簡単にいえば直線しか存在しない世界です。移動するときは、直線上を行き来するのみになります。

2次元は座標が2つになり、縦と横の面から構成される平面の世界です。紙に描かれた図や絵、写真、地図、パソコンの画面内の画像などは2次元の身近な例です。ここでは直線だけでなく平面上ならば行き来できます。

さらに3次元は、縦、横の平面にもう一つの座標がプラスされた空間になります。幅、奥行き、高さを備えた立体的な空間です。私たちが生きている現実の空間は3次元です。平面上だけでなく、高さも加えた自由な方向に移動できます。

仮に1次元の空間で、直線を行ったり来たりしている存在があったとしたら、その視点からは平面である2次元のことが分かるはずがありません。同じように、2次元の平面だけで生きている存在があったとしたら、立体的な3次元のことが分かるはずがありません。

そのように次元を上げていけば見えるものが増えたり、違って見えたりしていきます。4次元以降は理解が難しくてわけが分からなくなっていきますが、「次元が高くなるほど、いろいろなことが見えてくる」ということは意識しておくとよいと思います。

そうすれば、「自分に見えない、分からない世界は存在しないのと同じ」とか「自分に見えない、分からないのだから関係ない」というような固定化されたとらえ方ではなく、「今の自分には分からないけれど、こういうことかもしれない」などと、柔軟性を持ってとらえやすくなるからです。

固定化した考えは脳の活性化を阻みます。多様な視点からの思考を心がけ、柔らかい頭で物事をとらえてみてください。

対語をイメージして常に中庸を意識

自律神経は緊張状態を作る交感神経と、リラックス状態を作る副交感神経という、2つの正反対の働きをする神経の組み合わせで成り立っています。そして、その働きが状況に応じてバランス良く作用しているときに私たちは快適さを感じます。

バランスの良い状態とは、どちらかに大きく偏ることなく中間的な状態が維持されていることです。「中庸」という言葉で言い換えることもできます。中庸とは、もともとは儒教の言葉で「極端に偏らず、過不足なく調和がとれていること」を意味します。

物事や事象には正反対の性質があり、対比される言葉は対語といわれます。私たちの身の回りやこの世界には、対語で表されるものが多数あります。その両極端な対語をイメージし、そのどちらにも偏らない中間を意識することで、自然にバランスのとれた考え方ができるようになってきます。

対語には非常に多くのものがあります。例えば、上下、左右、前後、多少、大小、長短、強弱、軽重、男女、夫婦、老若など、数え上げればきりがないほどあります。寒暖、晴雨、夏冬、東西、南北、悲喜、苦楽、甘辛、進退、緩急、単純複雑、偶数奇数、緊張弛緩なども対語です。

マクロとミクロという対語も、日頃仕事などで使う人は多いのではないかと思います。マクロは「大きい・巨大」、ミクロは「小さい・細かい」という意味です。例えば何かの勉強をしたり、物事を進行させていくときにも、まずはマクロ的に大きくとらえてやっていき、必要に応じて細かくミクロ的に確認したり修正したりするのが最も効率が良く、脳も活性化されるやり方です。

マクロだけで大雑把にやっていくのも、ミクロだけで細かいところにとらわれて全体が進まないのも良くありません。マクロとミクロを行ったり来たりするのがコツです。両方必要で、バランスをとることが大切なのです。対語を意識することで、そのバランスをとりやすくなるというメリットがあります。

理想と現実というものを考えるときにも、「理想はこうだけれど、とりあえず今の現実はこうだ」という視点を持って、それでも徐々に理想に近づけようというとらえ方が大切です。

理想主義に走ってしまって現実を無視してしまうと、結局は理想に近づけないということになりがちです。逆に現実だけを見て理想を見なければ、成長や発展はなくなってしまいます。ほど良く両方を見ながら粘り強くやっていけば、いちばんやりがいが感じられ、脳にも良い刺激が与えられます。

特に主観と客観、具象と抽象などの対語は、どちらにも偏らないように両方を意識しながらバランスをとるということを、私も日々の生活や仕事で実践しています。また、悲しみに襲われたときには、やがて喜びがやってくると自分を励まします。逆に大きな喜びがやってきたときには、良いことばかりではないぞと自らを戒めることもあります。悲観的になるという意味ではなく、喜びは喜びとして享受しながらも、その後は少し平常心に戻して準備しておくという感じにしています。

少し急ぎ過ぎているかなと思えば、少しスピードを緩やかにしてバランスをとります。ゆっくり過ぎると思えば、少しスピードアップを図って調整します。

手術のときには、「大胆と繊細」という言葉がよく頭に浮かんできます。脳外科の手術では、臆さず大胆に処置しなければならないときもあれば、細かく繊細に対応しなければならないときもあるからです。

この対語を意識することで、緊張する手術の場面でも自律神経の安定を保つことができているように思います。要は今ある状態と反対のことを考えて行き過ぎないようにするというのがポイントです。対語を意識してそのようにバランスをとることは、自律神経を整えるためにも大いに役立ちます。

入力 ⇔ 出力	演繹《えんえき》 ⇔ 帰納
感覚 ⇔ 運動	曲線 ⇔ 直線
部分 ⇔ 全体	微分 ⇔ 積分
主観 ⇔ 客観	発散 ⇔ 収束
理想 ⇔ 現実	古代 ⇔ 現代
理論 ⇔ 実践	和 ⇔ 洋
理性 ⇔ 感情	陰 ⇔ 陽
冷静 ⇔ 興奮	光 ⇔ 影
流動 ⇔ 固定	寒 ⇔ 暖
抑制 ⇔ 促進	速 ⇔ 遅
具象 ⇔ 抽象	硬 ⇔ 軟
マクロ ⇔ ミクロ	剛 ⇔ 柔

対語の例

自分で自分を認めることも大切

大きなストレスの一つに「認めてもらっていない」という思いがあると思います。医学部の封建制は有名ですが、今も底流にはあるようです。以前の医学部教授は権威主義の象徴のような存在でした。それに逆らえば「まともに医師として生きていけないのでは」という雰囲気がありました。私は、かなり逆らってきたほうだったので、相当なストレスでした。しかし「教授のいいなりになってしまえば、自分が理想とする医師にはなれない」と確信していたので、その姿勢だけは崩すまいと決めていました。

とはいえ、当時は理想とする医師像にほど遠い実力だったので、実力を磨くためにいろいろ試していました。そんな姿が、上層部の目には反抗的に映ったのかもしれません。その後、社会的にも存在を認めてもらえるようになると、その教授から「あの頃はお互い立場や思いがあったからな」と声をかけていただきました。私も「その節は若気の至りで申し訳ございませんでした」と答えて、ゆとりをもって懐かしむことができるほどになりました。

ここで振り返ってみると大事なことが見えてきます。確かに認められないのはそれなりの実力だからですが、誰がどのように評価しているかということが重要です。たとえ実力があっても、万人に受けることはありません。誰が認めるかという問題の答えは自分です。社会的に間違ったことをせず、自分をしっかり見つめて進めば、怖くはありません。実力も年々向上し、次第に周りも理解してくれます。

今の自分を俯瞰するような客観的視点でとらえて、しっかり自己肯定感を持って事にあたることも、一つの重要なストレスマネジメントです。

睡眠は十分に――脳を修復し、記憶を整理

脳のためには、日頃の生活リズムを整えることが大事ですが、とりわけ重要なのが睡眠です。質の良い睡眠を十分にとることは、脳のメンテナンスのために欠かせません。また、自律神経には体内時計が深く関わっており、夜にしっかり睡眠をとることで自律神経の働きも整ってきます。

世の中には短時間の睡眠でも健康に異常が現れない「ショートスリーパー」と呼ばれる体質の人がいるといわれます。3時間しか睡眠をとっていなかったといわれるナポレオンはその代表例といわれています。

確かに先天的なショートスリーパーと思われる人は存在するのですが、その割合は人口のわずか0・004%、1万人に1人にも満たないともいわれ、ごく少数です。3時間睡眠だったとされるナポレオンも、実はかなり昼寝をしていたという説もあります。したがって、「私はショートスリーパーだから睡眠時間が短くても大丈夫」と思い込むのは危険です。短時間睡眠を続けて自覚的には大丈夫だと思っていても、実は脳に大きな負担がかかっているということもあり得ます。

なぜなら、睡眠には「脳のゴミを捨てる」という重要な役割があるからです。体のどの部分でも、生体活動を続けていると代謝の結果として老廃物、つまりゴミが出てきます。脳も同じです。もちろん血液や脳脊髄液の循環によってゴミを取り除いていくのですが、さらにしっかりゴミが取り除かれるのが睡眠中です。

「自分は寝なくても大丈夫」と思っている人の脳内では、そうしたゴミがたまっていく恐れがあります。脳を良い状態に保ってストレスに強くなるには、睡眠で脳の掃除をきちんとしておく必要があるのです。

忙しくてなかなか十分な睡眠時間がとれないという人は、分割して寝るのでもかまいません。私も若いときは救急医療にも携わっていたため、夜中に起こされることが頻繁にありました。その対応策として、分割して寝ることや、こま切れの睡眠でもサッと寝てパッと起きるテクニックなどを身につけていきました。

分割して寝るといっても、あまり長く昼寝をすることはすすめられません。昼に長く寝てしまうと、夜に寝られなくなり、結果的に昼夜逆転して自律神経のバランスを崩すことにつながるからです。

昼寝は20分程度でも十分効果があります。「そんなに短い時間では役立たないのでは?」「かえって頭がぼんやりするのでは?」という疑問を抱く人もいると思いますが、やり方によっては十分に役立ち、頭がスッキリします。

こういう昼寝の仕方は「パワーナップ」と呼ばれます。日本語では「積極的仮眠」といいます。いろいろなやり方があると思いますが、私の場合は、まず「何分後に起きよう」と強く意識して寝ます。自分の頭の中に目覚ましをかけておくような感覚です。すると、そのとおりの時間に目が覚めます。難しくはなく、寝るときに起きる時間を強く意識するだけです。多くの人はできると思うので試してみてください。

さらに、脳の中のゴミを捨てることをイメージします。頭の中でゴミ箱をひっくり返してゴミを捨てるイメージを思い浮かべます。そもそも脳が疲れてきたと自覚した段階で、「ああ、ゴミがたまってきているな」と認識しているので、それを寝るときに捨てるようにイメージします。

さらに、神経伝達物質のイメージも加えます。三大脳内物質であるセロトニン、ドーパミン、ノルアドレナリンは、作用の性質は違うものの、すべて覚醒物質の一種です。そこで、部屋の電気を消すように、これらの脳内物質のスイッチをいったん切るようにイメージします。頭の中が赤でも黄色でも青でもない暗い状態にする感じです。

そして、代わりに睡眠物質が出るようにイメージするのです。この睡眠物質はアデノシンという物質です。ちなみにコーヒーなどに含まれるカフェインは、アデノシンの働きを抑えます。そのために飲むと眠りにくくなります。

このようにしてパワーナップに入ると、短時間で熟睡することもあれば、浅くしか眠れないこともありますが、それは気にしません。あえて熟睡しようと努めたり「なぜ熟睡できないのか」と思いつめたりしないで、自然に横たわっています。睡眠は深くても浅くても脳のゴミ捨てには役立つので、睡眠の深さにはこだわらないようにしています。

　このようにすると、熟睡していても決めた時間には目が覚めてスッキリします。たとえ浅い睡眠で、寝ているのか寝ていないのか分からないような状態でも、決めた時間に起き上がるとやはり睡眠の効果は実感できます。

　このパワーナップをすると、集中力もぐんと増します。そのため、私は手術の前には意識的にパワーナップを取り入れています。パワーナップは一日に複数回行ってももちろん

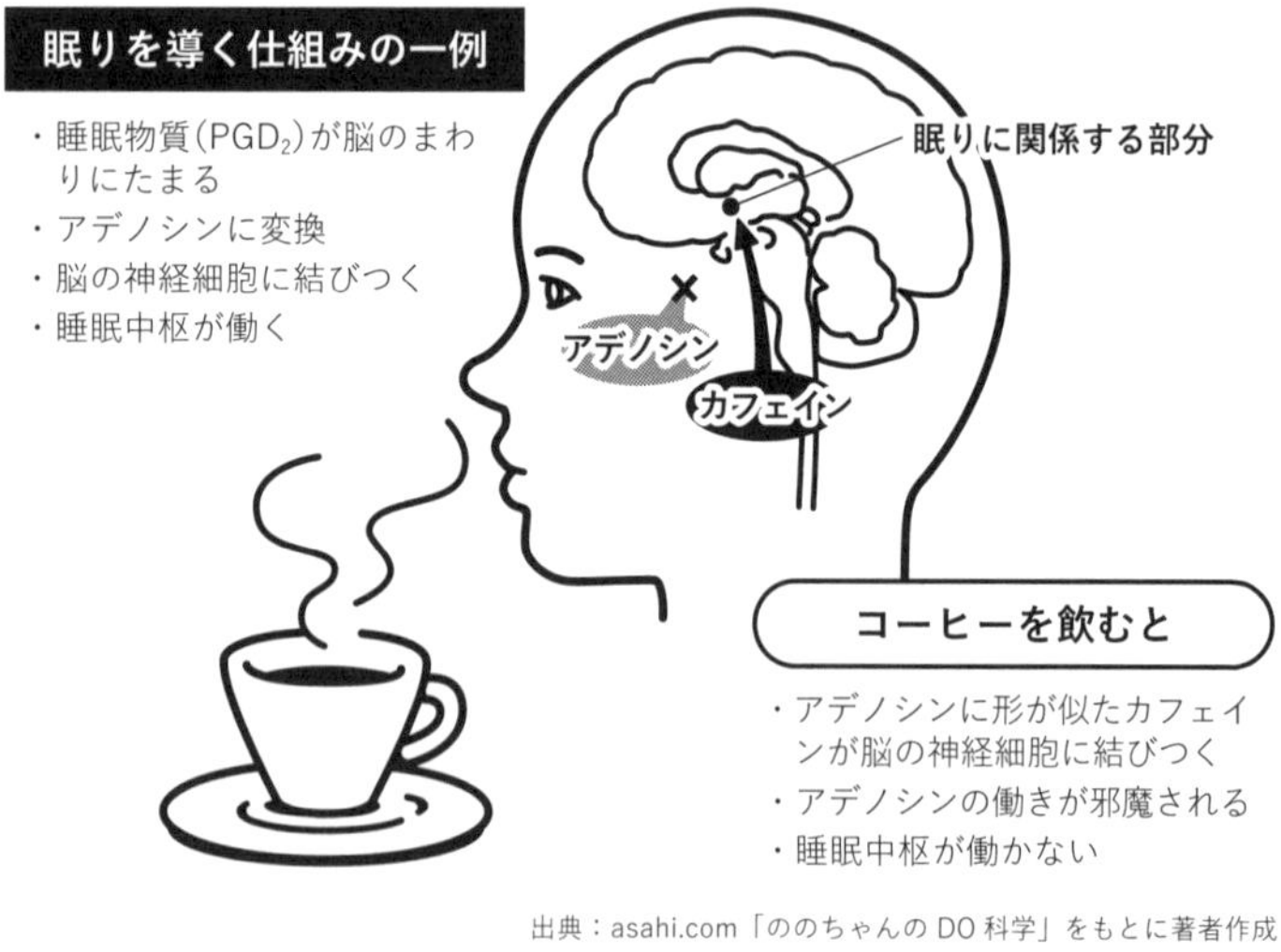
眠りを導く仕組みの一例
・睡眠物質（PGD_2）が脳のまわりにたまる
・アデノシンに変換
・脳の神経細胞に結びつく
・睡眠中枢が働く
眠りに関係する部分
アデノシン
カフェイン
コーヒーを飲むと
・アデノシンに形が似たカフェインが脳の神経細胞に結びつく
・アデノシンの働きが邪魔される
・睡眠中枢が働かない

出典：asahi.com「ののちゃんの DO 科学」をもとに著者作成

睡眠物質アデノシン

かまいません。そのように分割して何度か寝るという手法が、最近は「多相睡眠」と呼ばれて注目されています。最近の研究では、多相睡眠は眠けや疲労感の低減に効果的ともいわれています。

私はちょっとした時間の睡眠でも、バスケットボールの試合中に選手を入れ替えるような感じで、神経伝達物質が選手交代してフレッシュな働きをしてくれるというようにイメージしています。

興味深いことに、クジラは右脳と左脳で別々に眠るそうです。つまり、常に右脳と左脳のどちらかは目覚めているというわけで、何という器用な寝方をするのだろうと驚かされます。人間にはそれはできませんが、パワーナップならちょっと慣れれば行えます。取り入れることで脳の活性化に役立ち、集中力アップにもつながるので、興味のある人はお試しください。

不眠に悩む人は寝ようと焦らずにイメージトレーニングを

忙しくて睡眠時間が確保できない人とは別に、寝つきが悪いとか、深く眠れないといった不眠の悩みを抱える人も多数います。なかには睡眠薬を使っている人もいるのではないでしょうか。最近の睡眠薬は脳や体への負担が少なく効果的なので、必要に応じて薬の助けを借りるのは悪いことではありません。しかしながら睡眠薬を使って得る眠りは、厳密にいえばやはり自然の睡眠とは違います。無理をする必要はありませんが、できれば睡眠薬は一時的なサポートにとどめて、少しずつでも自然の眠りをとるようにするのがおすすめです。そのほうが脳にとっても、ストレスマネジメントの観点からも好ましいのはいうまでもありません。

ただ、不眠の人が「早く寝なければ」と焦ると、結果は逆効果になってかえって目がさえることになりがちです。寝ないといけないと思い込まないようにして、先ほどパワーナップについて話したように、うとうとするだけでも脳のゴミは捨てられているのだという安心感を持つことが大事です。時間、時刻にこだわらず、眠たいときに眠ればよい、とおおらかに考えることも必要かと思います。私は夜中の2時に目が覚めても、しっかり覚醒していると自覚したら、そのまま起きて読書をしたりして過ごしています。そのうちまた眠たくなります。

不眠を根本的に改善するには、一日の過ごし方や考え方の見直しも必要です。寝床に入ってからではなく、それまでの暮らしぶりが重要ということです。本章で述べてきたイメージトレーニングは、脳と自律神経を整えるものなので、すべて不眠の改善に役立ちます。無理なくできるものから取り入れてみてください。

第4章

【体からアプローチするストレスマネジメント】

立ち方、歩き方、呼吸法……
脳と自律神経を
“ボディコントロール”で整える

自律神経といえば腹式呼吸!?

体を動かして自律神経を整えようとするとき、なんといっても基本中の基本といえるのが「腹式呼吸」です。そのため、健康に関する本や記事に「自律神経を整えるには腹式呼吸が効果的」と書いてあったり、テレビ番組などで腹式呼吸をすすめていたりすることも多いものです。

自律神経は、心臓や胃腸の動き、血圧、発汗など、私たちが意図的には変えられない生体活動を司っています。呼吸器の動きもその一つですが、呼吸だけは心臓や胃腸の動きとは違って、自分で意識して変えられます。

通常、交感神経の働きが高まると呼吸は速く浅くなります。一方、副交感神経の働きが高まると、呼吸は深くゆっくりになります。激しい運動をして速くなった呼吸は自分ではなかなかゆっくりにできませんが、緊張して速くなった呼吸を意図的にゆっくりにすることはできます。

それをやっていると、深くゆっくりした呼吸をしていることが脳にフィードバックされ、交感神経の働きが抑えられて副交感神経の働きが促されます。つまり、生体活動のなかで唯一、呼吸だけは、自分から自律神経に情報をフィードバックしてコントロールできるのです。「自律神経といえば腹式呼吸」とよくいわれるのはそういう理由からです。

特にストレスに囲まれた現代人は交感神経の働きが強くなりやすいので、副交感神経の働きを高めてバランスをとるためにも、腹式呼吸がよくすすめられるのです。

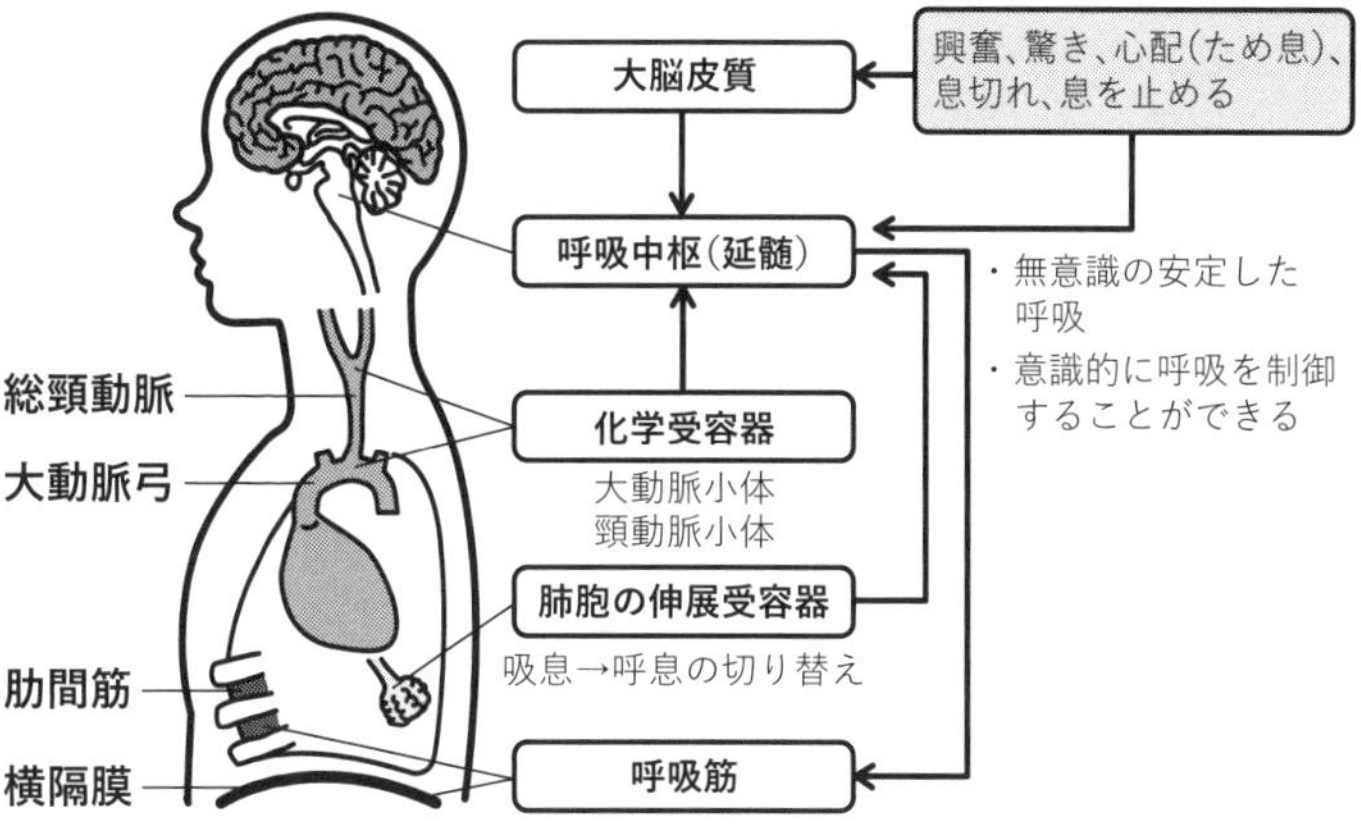

肺胞の伸展受容器の働き
肺が正常に働いているかどうかの情報をキャッチする伸展受容器は、細気管支と肺胞にある。肺がなんらかの障害を受け、過膨張した場合、この伸展受容器が異常をキャッチ。その刺激が迷走神経を介して延髄に伝えられ、呼吸中枢によって呼吸がコントロールされる

出典：看護roo！「呼吸のメカニズム」

呼吸中枢の働き

「お茶を一服」で自律神経を整える腹式呼吸

問題はその腹式呼吸を日常的に行うのがなかなか難しいということです。自律神経のバランスが乱れている人に私が腹式呼吸をすすめると、多くの人が「もうやっています」と言います。世の中で「自律神経といえば腹式呼吸」ということが広まっているため、どこかで知ったり、すすめられたりしてやっている人が多いのです。

しかし、それを日常的な呼吸にできている人はほとんどおらず、健康法として、限られた時間に1日何回かやっているという人が大部分です。それも、「健康のためにやらねばならぬ」と義務のようにやっている人もいます。

腹式呼吸の目的は、交感神経の緊張をとってリラックス状態を作ることなのに、腹式呼吸をやるために緊張状態に陥っているわけです。これでは本末転倒ですし、限られた回数だけ行う腹式呼吸がどれほどの効果をもたらすかは疑問です。

そこで私は、「まあ、そんなにきばって考えるのではなくて、まずお茶を一服してくださいよ」と言います。「お茶を一服」というのは、慌ただしくお茶を飲むのではなく、ゆっくり座ってお茶の香りと味を楽しむことまでセットにして、こう表現しているのです。

日本茶でも紅茶でもコーヒーでもよいので、自分の好きなお茶を淹れたら、香りをゆっくり味わいます。鼻からしっかりとお茶の香りを入れて、香りをお腹にまで入れるイメージです。

香りを楽しもうと思ったら、鼻から深く息を吸わなければなりません。それを何回かくり返すには、十分に息を吐き出す必要があります。

すると、自然にそれが腹式呼吸になります。緊張して頑張ってやる腹

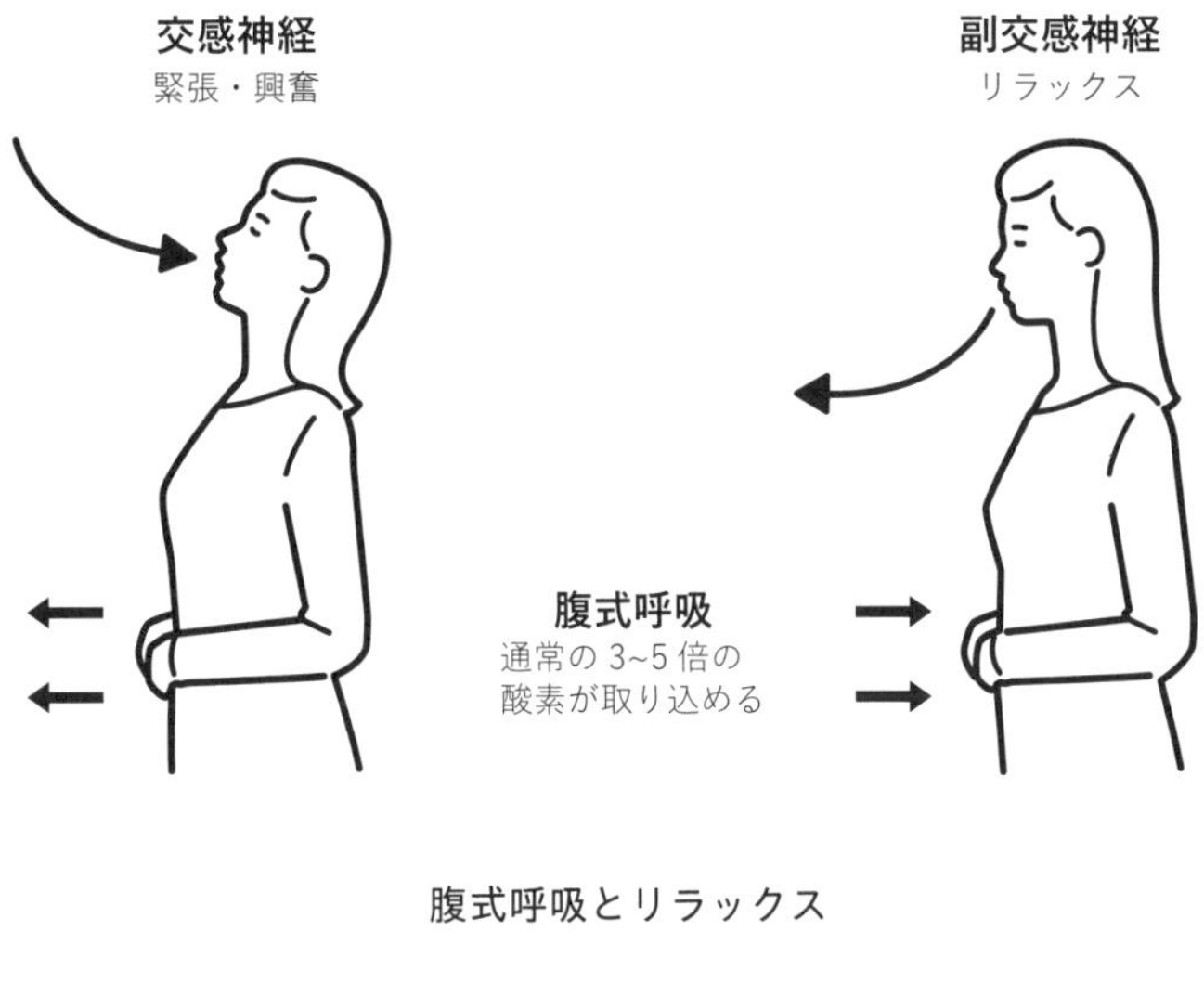

腹式呼吸とリラックス

式呼吸ではなく、お茶の香りを楽しみながら自然に行う腹式呼吸なので、自律神経を整える効果も高いのです。

香りを十分楽しんだあとは、ゆっくりお茶を飲みます。この時間も大切で、さらに副交感神経の働きを良くしてリラックス状態を作ることができます。そんなわけで私は、自律神経を整えるためには「腹式呼吸をしてください」という代わりに「お茶を一服どうぞ」と言います。「1日に何回でも一服してください。お茶の時間をバカにしてはいけませんよ」と言っています。

1日に何回かお茶の時間を作れれば、自然に腹式呼吸をする機会が増えますし、楽しみながら行えるので体の芯からリラックスできます。私自身も、おいしいお茶を仕事場にも自宅にも置いておき、お茶の時間を楽しんでいます。どんな健康法でも、頑張り過ぎないことが、自律神経のバランスをとって効果を上げるコツです。

運動や趣味を「楽しむ」ことが心身の調整につながる

自律神経に良いはずの腹式呼吸も、あまりはりきり過ぎると逆効果になってしまうのと同じように、ウォーキングなどの運動も「体のため、健康のため」と、1日1万歩などの目標を掲げ、悲愴感すら漂わせながらやっている人が多いのですが、それではかえって心身のバランスを崩しやすくなります。

私たちが運動や日常動作などで体を動かすときは、体を動かす指令が脳から脊髄を通り、さらにそこから枝分かれした運動神経を通って目的の部位に送られます。運動神経は自律神経と違って自分で意識して体を動かすときの神経ですから、脳からの指令というのは自分で意図した動きということになります。

スポーツも芸術もその道のプロの動きになるには相当の訓練と時間が必要です。これをいきなり真似ようとしても無理なのは当然です。

しかし、楽しむためには少しは上手になりたいものです。そのためには大脳でしっかり考えて、小脳に覚えさせる必要があります。それを焦ってやっても結局身につかず、楽しめません。

おすすめはスローモーションです。ゆっくりとした大きな動きで一つひとつの部分を確認する作業を大脳で行い、これをくり返し、小脳に少しずつ覚えさせます。すると次第にスピードが上がり、正確に美しくできるようになっていきます。太極拳のような動きから始めるのです。

運動の制御は小脳が担いますが、小脳が損傷されるとバランスを保てなくなります。小脳は安定した本来の動きに戻そうとする機能があります。その分、身に覚えのない動きを拒絶するために、新しい運動がなかなか覚えられません。子どもの小脳はまだ柔軟なので、いろいろな動きを取り入れることができます。したがって、大人は大脳の力を利用する必要があります。手術もそのようにしてうまくなっていきます。外国語の発音や楽器も同様です。がむしゃらに頑張るのではなく、理論的に上達し、楽しめます。

少しうまくなったところで、次のステップがありますが、プロを目指さない限りここで欲張ってはいけません。そこで大事なのが、下手でもよいから今を楽しむことです。運動神経の活動に最も影響を与えるのが「感情」です。緊張すれば震えて体が硬くなり、不安を感じれば手足が萎えて動きの邪魔をします。筋力や心肺能力以上のことを欲張ってやろうとするとケガをします。神経の動きは電気活動なので一瞬で変化します。緊張や不安や欲張る気持ちが運動神経の働きを悪くし、最悪の場合は転倒やケガを招くこともあります。これはノルアドレナリンが優位になり過ぎた状態です。

ウォーキングでもジョギングでもサイクリングでも水泳でも、自分の体力に見合った強度と時間にして楽しむことが何より大切です。「楽しい」「快適」「面白い」という感情がドーパミン優位の状態ですが、これが運動神経の働きを良くしてくれるので、無理のない範囲でやっていてもだんだん上達してきます。そうなると余計に楽しくなって良い循環が生まれます。

運動とは、広い意味ではスポーツだけに限りません。楽器を演奏する、絵を描く、料理を作るなどの趣味も一種の運動ですし、日常の歯磨きから立ち座り、移動まですべて運動神経の働きで成り立っています。

乳幼児がうれしそうにハイハイする時期に、脳神経は盛んに発達します。大人でも子どものようにいろいろなことを楽しみながら体を動かすことで、運動神経の働きを円滑にできるのです。「しなければならない」という気持ちで運動するのではなく、楽しむのがポイントです。

運動によって脳細胞を活性化するためには、頑張るのではなく、楽しむこと、というのが必須になります。そして上達して楽しめるためのコツとして、先に述べたスローモーション法をおすすめします。くれぐれもいきなりプロやオリンピックの選手のまねをしないように気をつけてください。脳はすぐには答えてくれませんし、かえってストレスになります。運動に限らず、勉強や啓蒙書の実践なども同様です。植物を育てるように大脳で理解して、小脳にじっくり覚え込ませましょう。少しずつ脳は育っていきます。

たとえドン・キホーテといわれようとも、こつこつやったほうが勝ちなのです。

重力を利用した歩行や立ち姿勢が不調改善のカギ

「無理なく自然体で」というときに、深く関係してくるのが地球の重力です。私たちは地球上で、常に地球の引力、すなわち重力がかかった状態で生きています。この大きな力に逆らわないことが大切です。

立つ、歩くといった同じ動作をしても、重力に逆らわない姿勢でやっている人もいれば、重力に逆らって余計に重みを感じながらやっている人もいます。

いろいろな動作のなかでも、多くの人がいちばん間違っているのが「足踏み」と「気をつけ」です。私のクリニックに相談に来て「具合が悪い」「腰が曲がっている」「あちこちが痛い」という人たちに足踏みと気をつけをやってもらうと、まず例外なく間違っています。

本来、正しい足踏みは文字どおりまず地面を踏みしめます。すると、重力が押し返してくれます。学校で「作用・反作用の法則」というのを習ったことを覚えている人は多いと思います。作用・反作用の法則とは、物体に力を加えるとき、必ず逆向きの力が現れる法則のことです。

足を軽く踏みしめると、地球の重力が作用・反作用の法則で押し返してくれるのです。その力を利用して足を上げます。そのくり返しで自然な足踏みができます。

しかし、多くの人は「足踏みをやってください」というと、足踏みではなく「足上

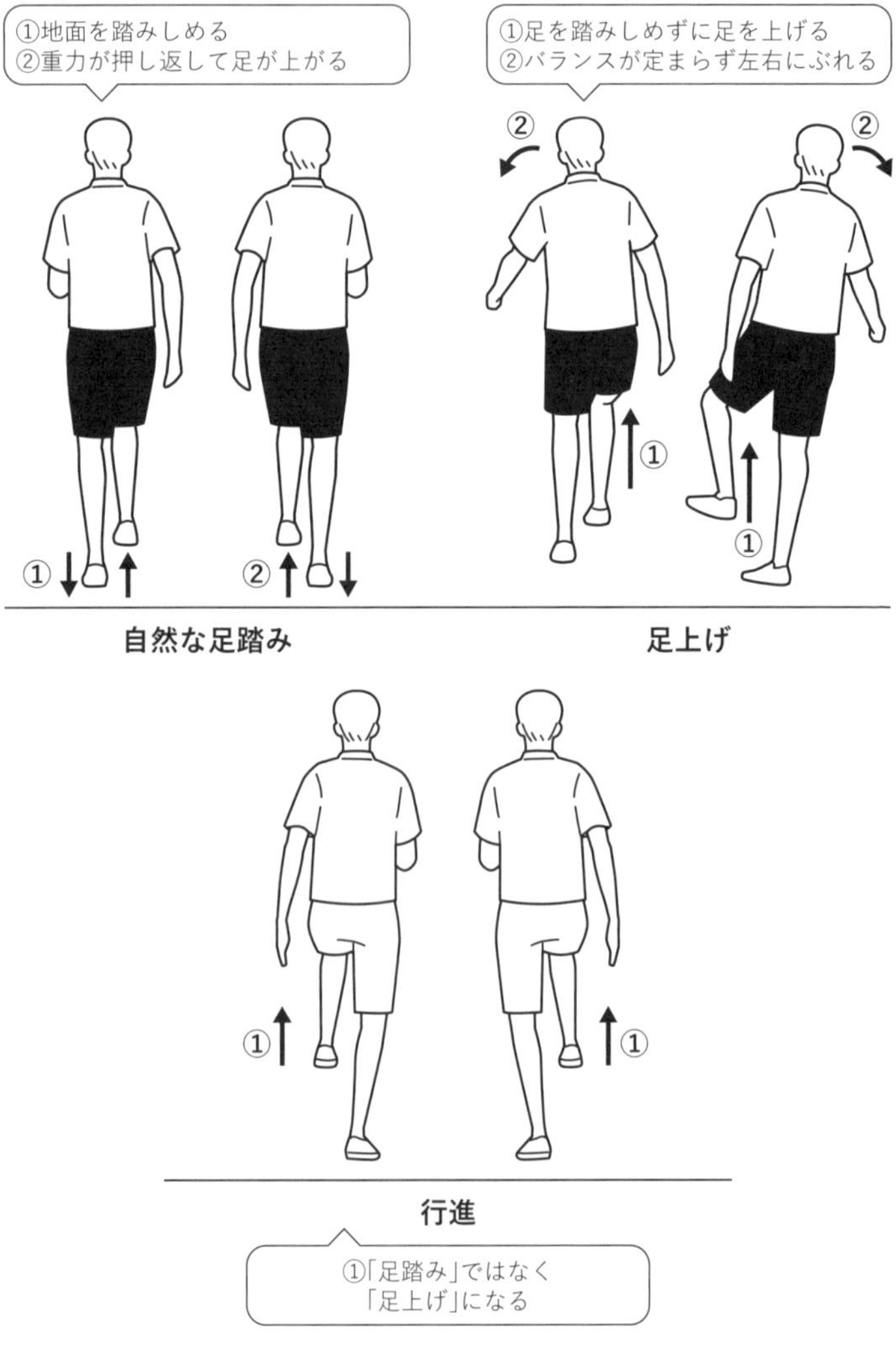
①地面を踏みしめる
②重力が押し返して足が上がる
①
②
自然な足踏み
①足を踏みしめずに足を上げる
②バランスが定まらず左右にぶれる
②
②
①
①
足上げ
①
①
行進
①「足踏み」ではなく
「足上げ」になる

げ」をします。足を踏みしめないまま最初に足を上げるのです。これでは地球の重力に逆らうことになります。バランスが定まらないので左右にもぶれてしまいます。自分の力で強引に足を上げつつ、左右のぶれも大きいので疲れてしまいます。

足踏みで上げた足を前方に出せば歩く動作になります。足踏みと歩行の基本は同じなので、重力を利用しない疲れる足踏みをする人は、当然、歩くときも疲れる歩き方をしています。

足踏みでなく足上げをしながら歩くのは「行進」の歩き方です。鍛錬を目的として、いわば疲れる歩き方だと分かったうえで若い人が行う分には良いのですが、普段の歩き方をこのようにすると疲れてしまいます。特に高齢者が行うと体への負担が大きい歩き方です。不自然な歩き方なので、脳神経にかかるストレスも大きくなります。

一方、正しい「気をつけ」は、あとでも述べますが、下腹の丹田といわれる場所に力を集中させて、顔や腕には余分な力は入らず、胸を張った美しい姿勢です。そして、丹田の力も緩めた姿勢が、休めであり、これが重力が立たせてくれている自然体であり、疲れることなく長く立ち続けることができます。

ところが間違った「気をつけ」は、体の横にピタッと手をつけ、肩から腕に力が入っています。丹田には力が入らず、肩と腕に力が入っているのです。これで次の休めの姿勢を作ろうとすると上半身に重心がある不安定な姿勢になります。これでは重力に反することになり、立っているだけでひどく疲れてしまいます。また、このとき息を止めて歯を食いしばる人もいます。そうすると完全に体が固まった状態になり、金縛りにあったみたいです。これでは次の動きがとれません。意識まで遠くなりそうです。手術はまず肩の力を抜いた気をつけで、みんなで「お願いします」と声を掛け合って始めます。良い緊張感で手術室が満たされます。

普段、重力に逆らった無理な歩き方や立ち方を続けると、脳神経にも体にも大きな負担がかかります。それがさまざまな不調を生む元になっているのです。

ここで紹介したポイントに気をつけて立ったり歩いたりするだけでも、かなり楽に動けるようになり、不調の改善に役立ちます。

動物の動きを手本に背骨をしならせるように動かす

体を痛める不自然な動きは、多くの人が小学生のときからくり返し行ってきています。それは今も同じで、現在の小学生も不自然な動きによって不調を起こしているケースが少なくありません。なかでも多いのは頭痛です。

私のクリニックにも、頭痛を訴える小学生が親に連れられて来ます。話を聴くと小学校に入ってから、特に1年生の秋くらいから頭痛が起こるようになったというケースが多数あります。

小児科や内科でストレスのせいだろうといわれて心療内科に行き、それでも治らないからと私のクリニックに来る子どもたちもいます。

そういうときに私は、まず子どもを連れてきた親のほうを診ます。多くの場合はお母さんと一緒に来ているので、お母さんに足踏みと気をつけをしてもらうと、たいていはやはり完全に間違っています。

「お母さんもすごく肩がこったり、時々腰が痛んだりするのではありませんか」と言うと、たいていは「そうなんです。頭痛もあって遺伝かと思っていました」という答えが返ってきます。

そこで、お母さんと子どもの両方に、正しい気をつけと足踏み、歩き方などを指導していきます。そして親子で一緒に姿勢や動作の改善に取り組んでもらいます。

すると、ほとんどの子がそれほど時間をかけずに正しい動作ができるようになり、頭痛が改善します。子どもは効果が現れるのが早いのです。お母さんのほうは少し時間がかかりますが、それでも少しずつ良くなっていきます。

指導するコツの一つは、「動物の動き」を参考にするということです。猫でも犬でも、またテレビで見る虎などの動きでもよいので、見てみてください。あるいは、とりあえず思い浮かべてみるだけでもけっこうです。

動物たちの背骨は滑らかにしなって動いています。肩甲骨から大きく動いて波うつような動きになっているのが分かると思います。

四つ足の動物に限りません。イルカや鳥でも同じです。鳥の羽ばたきでは背中の後ろからしなるように大きく動い

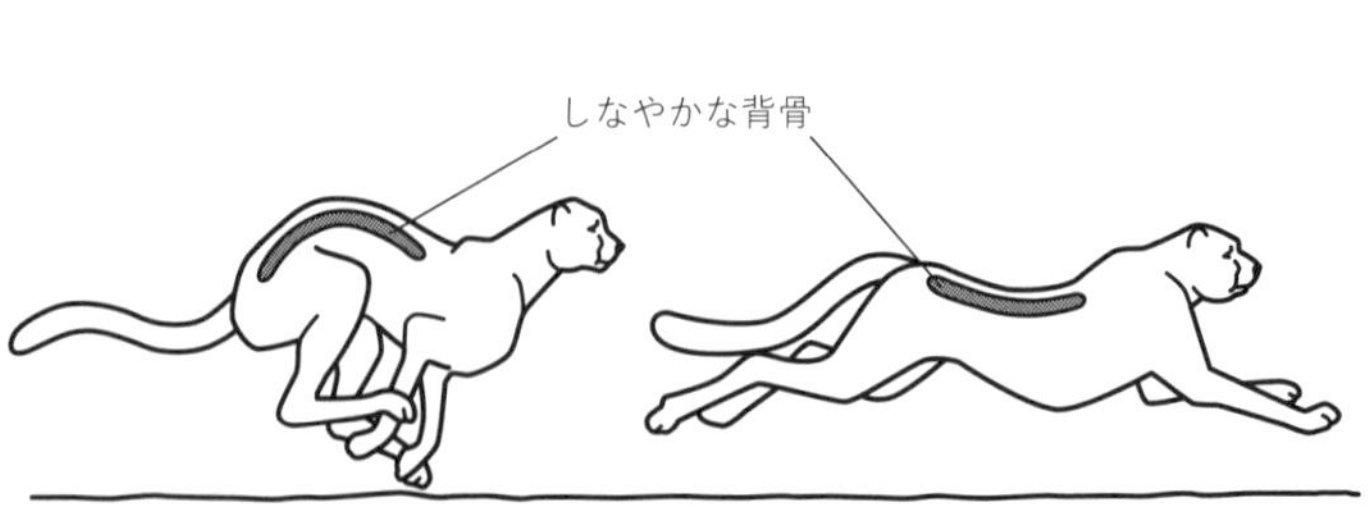

動物の背骨のしなり

ています。テレビや動画でスローモーションの映像を見ると、より分かりやすくなります。動物たちがいちばんの参考なのです。

「動物のようには動けない」と思うかもしれませんが、その動きのイメージを取り入れるだけでもずいぶん変わってきます。

本来の腕の付け根は肩ではなく肩甲骨

また、腕の動かし方について誤解をしている人も少なくありません。そもそも多くの人は、腕の付け根が「肩」にあると思っていますが、本当の腕の付け根は肩甲骨の内側です。鳥の羽の動きを見ると、そこから動いているのが分かります。

腕の付け根を肩と認識したまま、無理に運動すると肩を傷めることもあります。また、その認識で日常生活を過ごしていると、どうしても肩がこりやすくなります。

こりというものは、結局、その部分を十分に動かしていないことが大きな原因になります。腕の付け根を肩だと思っていると、肩甲骨の内側のところは固めた状態で動かさないままになるので、そこから肩こりが生じてしまうのです。

「肩甲骨からが腕」という感覚で動かすと大きく動かすことになり、自然と肩を十分に使うようになります。それを心がけていくことで頑固な肩こりもとれてきます。

水泳選手では左右の肩甲骨が合わせられます。それだけ大きく腕全体を動かしているのです。実は、脳外科の手術でも小手先でやっているのではありません。肩甲骨周囲の背筋を微妙に使ってアクセルとブレーキを利かせるのです。だから長時間の手術でも肩はこりません。肩甲骨からの動きは小指側の筋肉群の小指球を安定させることにもなり、細かい作業での手の震えを抑えることにもなります。パソコンなどの事務作業でもこれを意識すれば、肩こり知らずになります。しかし、長年動かしていないと、いざ肩甲骨から動かそうと思っても動かないことがあります。長年動かさないでいるうちに、筋肉同士がくっついてしまうのです。より厳密にいうと、筋肉を包んでいる筋膜が癒着している状態です。

肩甲骨周囲の多層になった筋肉は、それぞれに役割が違います。これらの筋を固定したまま体を使う習慣で、この筋群の筋膜が互いに癒着し、周囲の血流やリンパ流も滞り、これが肩こりとして自覚されます。

肩こりにはマッサージや電気治療や筋膜の癒着を超音波で確認しながら生理食塩水ではがす「ハイドロリリース」という方法などがありますが、これらは根本的に治すのではなく、一時的なものです。

根本的解決法は筋膜同士の癒着を起こさせない肩甲骨を動かす運動です。

ワシの羽ばたきや虎の前足の大きな動きをまねて、大げさに肩甲骨を動かしてみましょう。

「気をつけ、休め」は脳を整える基本

先ほど「気をつけ」の話をしましたが、「気をつけ」は「休め」とセットにしたとき、より自然体の立ち方になります。

自然体の「気をつけ」のポイントは、立って軽く胸を張り、緊張しないでリラックスし、丹田だけに力を込めることです。丹田は、東洋医学などでエネルギーが集まるとされている場所で、へその下３寸（約９㎝）のところとされています。皮膚表面ではなく

少しお腹に入ったところです。丹田の場所はそれほど厳密に考える必要はないので、下腹部の中央の少し奥というようにとらえておけばよいと思います。

この丹田だけに力を入れた状態で、ほかの部位はできるだけ脱力します。立っているので足の力を完全に脱力することはできませんが、重力に任せるイメージで余分な力を抜きます。この状態で、肩〜腕の力も抜き、腕は下ろします。

体の側面に腕をピタッとつけないようにします。側面に腕をつけると緊張を招き、自然体の「気をつけ」ができなくなってしまいます。歯を食いしばったりもしないように気をつけてください。

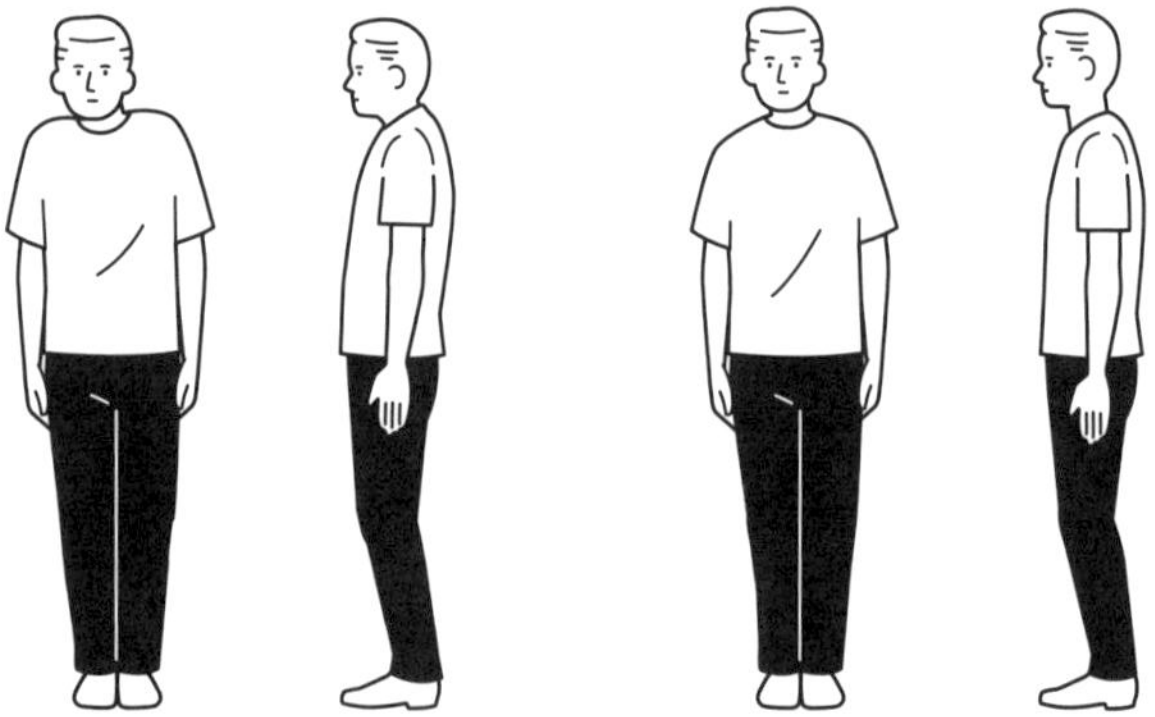

間違った「気をつけ」　　正しい「気をつけ」

この「気をつけ」の状態から、少し足を開き、丹田の力も抜いたのが「休め」の状態です。どこにも余分な力が入っていない自然体の立ち姿勢です。

私は脳外科の手術を執刀するときは、この姿勢で行っています。体のどこにも無理がかかっていない自然体なので、10時間でも楽に立っていられます。この「休め」の姿勢で深く息を吐くと、さらに自律神経の調整効果が得られます。

「気をつけ、休め」の姿勢は、一般的には小中学生の頃にやったくらいで、大人になってからはしていないという人が多いと思います。しかし、ここに述べたような手順で行う「気をつけ、休め」は理想的な立ち姿勢であるとともに脳を整える基本でもあります。機会をみつけてやってみてください。

自然体の歩き方は脳にも体にも負担をかけない

自然な歩行についても改めてポイントを述べておきます。自然な歩行とは動物のしなるような動きを取り入れた自然な歩き方です。動作を分析すると以下のようになります。

①始まり

リラックスして立った状態から、体重を地球に預けるような感覚で、体重を片足のかかとの付け根に移動させます。すると、地球が反作用で押し返してくれ、反対側のかかとが上がり出します。

②背骨のうねり

①から一瞬遅れて、背骨に小さな波のような動きが生じ、それが頭まで伝わって背骨がうねり始めます。このとき、背骨周りの筋肉群も動き出して、腕などの自然な動きも起こり、背骨を中心とした軽度の回転運動が加わります。これは、たとえていうと郷土玩具の「でんでん太鼓」のような動きです。そんなイメージで背骨と手足の動きを意識してみるのも良い方法です。

③くり返し

前に足を踏み出したところで、もう一方の足の指の付け根に体重が乗り、前に踵が下りると同時に他方の同じ動作が始まります。背骨も逆に回転し、背骨に沿った波と回転運動がくり返されます。

地球の重力がすべての始まりであり、推進力となるもので、頑張ってはいけません。この動きで前に足を踏み出さずにその場で垂直運動を行えば自然体の足踏みになります。

なお、背骨は横から見ると、衝撃を吸収できるようにS字カーブになっています。自然な歩行運動を行うときには、頭頂部、胸、腰、ひざがそれぞれ、背骨のS字カーブに沿った波を描くように動きます（156ページの図参照）。各部の波のような動きは、ヤジロベエのように一方に振れては元に戻ることをくり返します。

この波の動きは重要で、これがなければ、ただ棒のように「足を上げて落として」というくり返しになってしまいます。それではバネが利かずに衝撃が吸収されませんので、足を痛める元にもなります。

無理なウォーキングを続けて膝を痛めたり、股関節痛や腰痛を起こしたりする人は少なくありません。背骨のしなりや各部位の波の動きができておらず、ロボットのように足を上げ下げする動きだけで歩いていると、痛みや故障を起こすことが多いのです。その歩き方では、健康のためにと頑張れば頑張るほど体が壊れていくという皮肉なことが起きてしまいます。

下図のように踏み込むところから始まって、波のある動きを取り入れた歩き方にすると、クッションが利いて体にやさしい歩き方になります。これは、足底の筋肉も刺激して、リンパ液や静脈の流れも良くすることになり、足のむくみや静脈のうっ滞で起こる静脈瘤、さらに下肢静脈血栓から起こるエコノミークラス症候群の予防にもなります。

以上の説明には少し表現が難しいところもありますが、細かいところを気にするとかえって自然な歩行ができなくなるので、イメージでとらえてください。重要なのは地球の力を利用することと、背骨のうねりが起きる点です。

こうした自然体の歩行ができるようになってくると、脳にも体にも負担をかけずに、楽しみながら何千歩でも歩けるようになってきます。

逆にこれができていない患者には「自然体の歩き方を習得

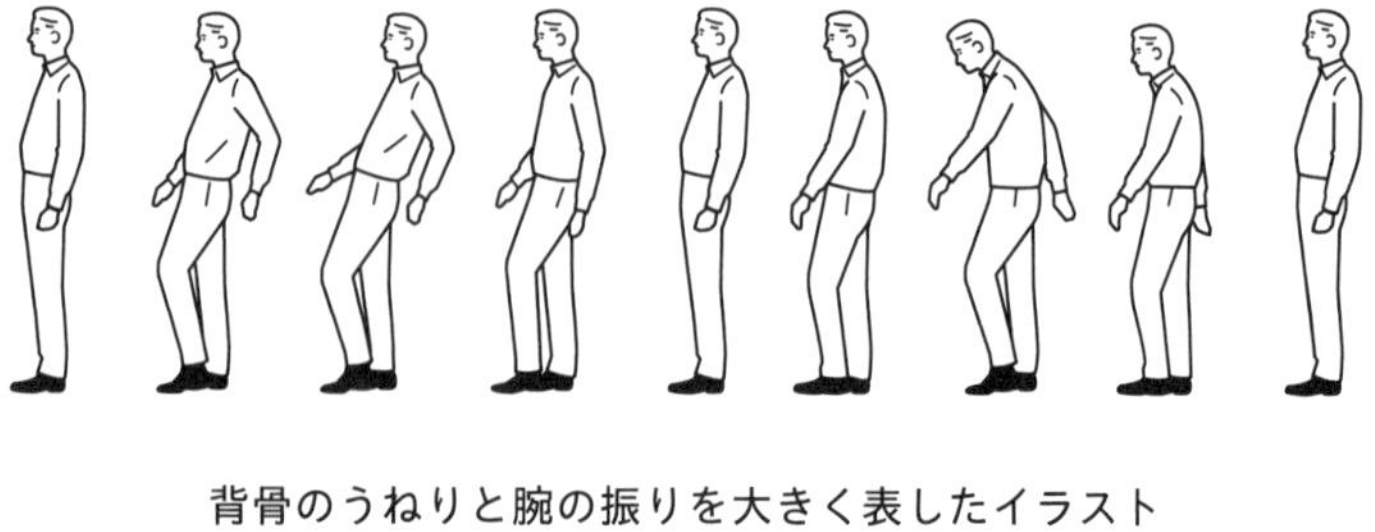

背骨のうねりと腕の振りを大きく表したイラスト

するまで、ウォーキングはお休みにしましょうか」などと言ってお休みしてもらうこともあります。体のためにいいと思って続けるほど、体を悪くすることにつながるからです。

無事に自然体の歩き方を習得した人がウォーキングを再開すると、「楽に歩けるようになりました。いくらでも歩けます」と喜んでくれます。以前はウォーキングをすると疲れて、それでも健康のために歩かなければと思いつめて歩いていた人が、楽しみながら歩けるようになるのです。その分、脳神経や運動神経の活性化にも役立っていると考えられます。

ウォーキングをしていて疲れやすい人は、一度歩き方を見直してみてください。

重力に逆らう動きは背骨のゆがみを招く

普段の立ち方や歩き方、そのほかの動作は、背骨の状態にも大きく影響します。

一般的に日本では、脳外科医は脳を中心に診る医師と脊髄・末梢神経を診る医師に分かれていますが、私は両方をずっと診療し、手術も行ってきました。その経験からいうと、さまざまな不調を抱える患者は、背骨のゆがみを持つことが多いものです。

私のクリニックの外来患者の症状のうち、数的に多いのが頭痛、肩こり、腰痛ですが、特にこれらは背骨の状態と深く関係しています。重力に逆らう動きを続けてきたために、体の軸である背骨に慢性的な負荷がかかり、背骨の変形をきたしてしまい、その影響から、周囲の筋肉や神経が痛みを起こしていることが多いのです。

背骨の中には中枢神経の束である脊髄が通っており、そこから枝分かれして運動神経や感覚神経が出ています。背骨がゆがむとそれらの神経が圧迫されたり、働きが阻害されたりして痛みや諸症状を起こしてしまうのです。

背骨と神経の関係はそれだけではありません。背骨には自律神経のうちの交感神経が張り付くようにして存在します。したがって、背骨にゆがみが生じると自律神経の働きにも悪影響が出やすくなります。

さらに、背骨は多くの筋肉と結合しています。人体のなかで最も大きい筋肉は背中に広がっている広背筋です。2番目は首から背中に広がる僧帽筋です。そのどちらも背骨と結合しています。さらに下のほうではお尻の臀筋《でんきん》ともつながっています。

背骨の周囲には脊柱起立筋という筋群もあり、これも背骨と結合しています。脊柱起立筋は腸肋筋《ちょうろくきん》・最長筋・棘筋《きょくきん》という筋肉の総称で、首から腰の背骨周りにあり、名前のとおり立った姿勢を維持するために重要な役目を果たしています。

背骨がゆがむと、これらの筋肉にも負担がかかり、筋肉がこわばったり傷んだりすることになります。背骨周りの筋肉がこわばることで、さらに背骨の変形が助長されるなど、相互に悪影響を及ぼし合います。その結果、腰痛や背中の痛みが起きたり、正しい姿勢が維持しにくくなったりします。

このように神経から見ても筋肉から見ても多大な悪影響を及ぼす背骨のゆがみは、大部分の場合、長年の習慣から起こります。なかには交通事故や転倒などによって背骨が損傷するということもありますが、それはごくわずかで、ほとんどは日頃の習慣からゆがみが生じるのです。

先ほど述べたような地球の重力に逆らうような不自然な立ち方や歩き方は、背骨に最も悪影響を与えます。生まれたときの背骨の状態は、ほとんどの人は健全でゆがみを持っていませんが、60歳くらいになると大きな個人差が出てきます。ひどい人では背骨がかなりゆがんで、中の脊髄やそこから枝分かれしている末梢神経が圧迫されたり、背骨を構成している椎骨の間でクッション役をしている椎間板が潰れて中身が突出し、脊髄を圧迫する椎間板ヘルニアを起こしたり、背骨の中にある脊髄の通るトンネル部分が狭くなって神経が圧迫される脊柱管狭窄症《せきちゅうかんきょうさくしょう》が起きたりすることもあります。

こうした深刻な症状が、普段の姿勢の習慣やクセから起きてしまうのです。普段から神経や骨に無理をかけない自然体の姿勢や動作を心がけることがいかに大切か分かります。

これは背骨のゆがみを予防するためだけではありません。すでに背骨にゆがみが生じたあとでも、それ以上の悪化を防ぐとともにできるだけ症状を緩和するために、重力に逆らう動きをやめて自然な動きを取り入れることが役立ちます。

椎間板ヘルニアや脊柱管狭窄症がひどくなったら、手術が必要になりますが、その前の段階であれば、自分で努力して自然な動きを取り入れることが効果を発揮します。また、もし手術を受けることになっても、自然な動きを取り入れることは重要です。それをしておかないと、手術後に結局、再発を許してしまうことになるからです。

ちょっと不思議なことに、加齢によって腰が曲がった高齢者には、背骨のゆがみによる頭痛や腰痛などを訴える人はそれほど多くありません。そういう人たちは農作業の田植えなどを長年行うことによって、腰椎の変形を招いて腰が曲がって固定してしまっています。一見、腰が痛そうに見えるのですが、実は普段の生活のなかでそんなに無理な動きはしておらず、腰が曲がった状態なりに自然体で動けている人が多いのです。

さほど苦労せずにそれなりのバランスをとりながら動けていて、腰痛などの訴えは意外と少ないのです。逆に、そこまで腰が曲がっていないのに痛みなどがひどく、苦労して動いている人がけっこういます。

長年の臨床から分かったのは、そうした腰曲がりや猫背自体はさほど悪さをするわけではなく、重要なのは普段の動作だということです。もちろん腰曲がりや猫背がなければそのほうが良いのですが、もしあっても、重力に逆らわない動作のコツを身につけることで、痛みや不調を起こさずに暮らすことができるのです。

腰曲がりや猫背があろうとなかろうと、重要なのは重力に逆らわない自然な動きです。

薬物療法で改善しない患者が姿勢を見直して回復

実際に薬物療法で改善しない患者が、普段の立ち方、歩き方などの姿勢を見直すことで改善できるというケースはかなり経験します。

私のクリニックには頭痛を訴えて来る患者がいちばん多いのですが、最近、頭痛の薬はどんどん進化しています。主な頭痛の種類には、ズキズキする痛みが起こる片頭痛と、締めつけられるような痛みが起こる緊張性頭痛があります。特に片頭痛の薬は最新のものが出て、医師たちは競うように使っています。私のところにも製薬会社の人が片頭痛の治療薬を盛んにすすめに来ます。

現在、片頭痛の治療薬として最も広く使われているのは「トリプタン製剤」というものです。片頭痛によく聞くということで爆発的に使用量が増えている薬です。飲み薬に加えて、重症の人向けの注射薬も出ています。

片頭痛では発作が起こる前の前兆として歯車のようなものが見える閃輝暗点《せんきあんてん》という症

状が出ることがありますが、トリプタン製剤は特にその段階で飲むと片頭痛を抑える効果が非常に高いことが分かっています。

そんなわけで私も片頭痛の患者には必要に応じてこの薬を出しますが、一つ問題があります。実は頭痛を訴える患者のうち、純粋な片頭痛だけの患者はそれほど多くないのです。トリプタン製剤が今のように爆発的に市場に出る前、私はトリプタン製剤を作っているイギリスの製薬会社から頼まれて純粋な片頭痛の患者を探したことがあります。患者の許諾を得て臨床試験を行うためです。私の同級生の神経内科医とともに１年間、純粋な片頭痛の患者を探したのですが、両院合わせて見つかったのはたった５人でした。大部分の頭痛の患者は、緊張性頭痛だったり、片頭痛に緊張性頭痛が混じったりしていたのです。

片頭痛に緊張性頭痛が混じった患者でも、トリプタン製剤を使えば片頭痛の部分には効果がありますが、緊張性頭痛の部分は残ってしまいます。緊張性頭痛にはまた別の鎮痛薬などを使いますが、いずれにしてもトリプタン製剤が劇的に効く純粋な片頭痛は症例数自体がそれほど多くはないのです。

緊張性頭痛に使う鎮痛薬はあまり連用しないほうが良いこともあって、私は緊急避難的には使いますが、処方し続けないように心がけています。その代わりに、ここで述べてきたような普段の姿勢や動作に関するアドバイスをして、自然体の動きを頭痛の患者にもすすめています。

すると、姿勢や動作を自然体に変える努力をして、それが定着していった患者では、薬だけではなかなか思うように改善しなかった頭痛でもスッキリ良くなることが多いのです。片頭痛も緊張性頭痛もストレスや自律神経と深く関係するといわれています。姿勢や動作を自然体にすることで、背骨に負荷がかかりにくくなり、ストレスや自律神経の面で良い影響があったために、頭痛が改善すると考えられます。気圧の関係で頭痛が起こる人もいますが、大気圧も自然力です。重力に任せる自然体が身につくと、次の自然の力にも適応する力が付いてきます。

頭痛がつらいときにはもちろん薬の助けを借りてよいのですが、ずっと薬だけで解決するのではなく、自分の姿勢や動作をチェックしてみて、自然な動きに変えていくことも大切です。

頭痛のほかにも、姿勢を改善することで劇的な効果が得られた例があります。それは、背骨が変形して神経にあたり、痛みが出ていた椎間板ヘルニアや脊柱管狭窄症の患者の例です。これらの病気で、薬を使っても痛みが十分にとれない場合には手術が検討されます。

その手術日を待つ間にも、私のクリニックでは立ち姿勢や普段の動作を、できるだけ重力に逆らわない自然体にするよう指導しています。

するとどちらの病気も、姿勢や動作の改善がうまくいくと、予定していた手術を行わなくても済むようになることがあるのです。姿勢や動作の改善だけでも、脊髄などへの圧迫をやわらげ、痛みを軽減・解消する効果は十分期待できるのです。

椎間板ヘルニアや脊柱管狭窄症で手術が決まった人も、重力に逆らわない自然な立ち方や動作をぜひ心がけてみてください。そのまま手術を受けることになったとしても、自然な姿勢や動作を心がけることは再発予防に役立ちます。また、背骨のゆがみからくるほかのさまざまな不調の対策としても効果を発揮します。

そもそも椎間板ヘルニアや脊柱管狭窄症の手術は、そのときに起きている脊髄などへの圧迫を取り除くだけなので、同じ生活をくり返していたら再発したり、別の場所にまた起きたりするのは当然です。それを防ぐには、自分で脳や背骨に無理をかけない自然な姿勢や体の使い方を心がけることが重要です。

そういう手術を受けた患者に、私はよく「手術はあくまでパンク修理ですよ」と伝えます。患者がとりあえず支障なく動けるように痛みをとるのが手術の目的なので、その意味でパンク修理に例えています。手術前と同じように体に負荷のかかる生活を続ければ、またパンクしてしまうことは目に見えています。それを防ぐ心がけを自分でしてほしいので、「手術はパンク修理のようなもので、根本治療ではない」ということを伝えているのです。

何かを持ち上げるときには息を止めない

このほか、私が患者に伝えている生活上の注意として、「何かを持ち上げるときには息を止めない」ということがあります。何かを持ち上げるとき、多くの人は息を止めます。止めたほうが力を入れやすいように感じることや、長年のクセとして根づいていることなどから息を止めるものと思われます。

何気なくやっている動作だと思いますが、実は「息を止めて力を入れる」ということには大きな弊害があります。息を止めて力を入れると、体内では行き場のない空気が圧縮空気となって全身に圧をかけます。その影響はさまざまなところに出ます。

例えばギックリ腰を誘発したり、脊椎の変形を促したりする危険性があります。特にギックリ腰は、何かを持ち上げようとして息を止めた瞬間に起こるケースが多いものです。

また、息を止めることで、脳脊髄液の流れが停滞したり、血流が滞って血圧が上昇したりする危険も生じます。脳脊髄液の流れの停滞が慢性化した場合には、認知症のリスク上昇も促されます。ほかに、圧が著しい場合には、急激な圧の上昇で脳血管が裂けることまであり得ます。

息を止めて何かを持ち上げることで、いかに体に余計な力が入るかということを、クリニックで私は患者たちに実験してみせています。私の腰のところに手を当ててもらっておいて、私が息を止めて何かを持ち上げてみるのです。すると、急激に硬くなるので、患者はビックリします。

「こんなになるほど体内の圧が高まるのですよ。そうするといろいろと危険なことが起きてきます。物を持ち上げるときは、息を止めずに必ず意識的に呼吸してくださいね」

とアドバイスしています。

物を持ち上げるときに限らず、力を入れるときには息を止めないこと、自然に呼吸を続けることが大事です。それは、体の危険を回避するためだけでなく、運動などのときには体をのびのびと使って、パフォーマンスを上げるためにも役立ちます。顕微鏡での細かい動作の際も、息を殺して行うと、恐怖心まで呼び起こし、手が震えてしまいます。肝心なところは、一呼吸おいて、次の優しい呼吸に合わせて行います。

元プロ野球選手のイチローは、バットを振る瞬間に、いつも息を吐いていました。インターネットで検索すると、その瞬間に息を吐いているのが分かる写真が多数出てきます。これは、息を止めずに自然に呼吸することで、実力が発揮しやすくなることをイチローがよく知っていたからだと思われます。そして、イチローの動きは実に無駄がなく、流れるような美しい動きです。

ただ、多くの人は物を持ち上げたり、力を入れたりするときに息を止めることがクセになっています。これは、慣れ親しんだ運動を記憶する役目の小脳にしっかりインプットされているので、意識的に心がけないとなかなかやめることができません。

無意識のうちに息を止めていることも多いので、まずはそれを自覚するところから始める必要があります。無呼吸症候群という夜間睡眠中に呼吸が止まる状態があります。呼吸を助けるＣＰＡＰという器具を装着することもあります。この場合も昼間覚醒中に無意識に呼吸を止めるクセのある人が多いようです。自分が息を止めるクセがあると分かったら、物を持ち上げる前や力を入れる前には、できるだけ意識してまず「フーッ」と大きく息を吐いてください。そのまま呼吸を止めないようにして力を入れるようにします。

小脳に記憶されたことは変えにくいので、頑張って習慣を塗り替えていく努力が必要です。少し続けていると、呼吸を止めなくても力が十分入れられることや、かえって動作がしやすいことが分かってきて、徐々に習慣づけられると思います。

脳と体に良い習慣を楽しみながら身につけていってください。

第5章

ストレスマネジメントで
自らを癒やす——
神経伝達物質や自律神経の
バランスを整えて快適な毎日を送る

自律神経を整えることは自分を癒やすこと

脳神経を育てる方法、自律神経を整える方法は、どんな方法が向いていて効果的なのかは人によって異なります。ここまでに紹介した方法の中から、興味が湧いたもの、無理なく続けられそうなものを選んでやってみてください。

自律神経は、私たちが生きていくための生命活動の調整をほぼ一手に引き受けている神経ですから、自律神経を整えることは病気の予防はもちろん回復を促すためにもたいへん重要です。

自律神経のアンバランスから起こる病気というと、医学的な検査ではっきりした原因が分からない不定愁訴がよく挙げられます。原因のはっきり分かっている病気、例えばウイルスや細菌による感染症や糖尿病のような代謝異常による病気、動脈硬化が原因になって起こる心臓病や脳卒中といった心血管病などは、いうまでもなくそれぞれの原因に注目して予防や治療やコントロールが行われるので、一見、自律神経には関係ないように見えます。

しかし、病気の成り立ちを細かく見ていくと、必ず自律神経に関係しています。ウイルスや細菌が直接的な原因であっても、その人の免疫力のあり方と無縁ではないので、そこでは自律神経が関係します。基本的な血糖値のコントロールやインスリンの分泌は自律神経と関わるので、自律神経と糖尿病も関係しています。さらに、糖尿病の人は合併症として自律神経障害を起こす場合があることも知られています。動脈硬化による心臓病や脳卒中も、血液・血管の状態や血圧、ストレスなどの影響を色濃く受けるので、自律神経と深く関わっています。

これらはごく一部の例ですが、極論すれば「すべての病気は自律神経が乱れた果て」ともいえるほど、自律神経はあらゆる病気と関係しています。自律神経の関係していない病気はないといってよいのです。

病気だけではありません。例えば、うっかり足首をひねって捻挫したとします。たまたまの出来事で「ついてない」と誰でも思いますが、実は捻挫といえども自律神経と無関係とはいえません。ミクロで見れば自律神経の不調で微小循環が滞り、腱《けん》やその周囲が硬くなり、腱がわずかに傷ついていて、そこに足をひねるという出来事が重なったために捻挫してしまったということもあり得ます。しかも治りも遅くなります。追突事故などで起こる外傷性頸部症候群、いわゆるむちうち症では、星状神経節といわれる頸部の交感神経が関係してきます。体が万全で自律神経がしっかり働いていたら、同じようにひねっても無事だったということもあるのです。次々とケガをする人がいますが、自律神経の乱れから注意力や集中力が低下し、転倒などにつながることも関係しているようです。

このように見ていくと、自律神経を整えておくことは、できるだけ病気やケガを防ぐために、あるいは病気やケガをしてしまったら回復を促すために非常に大切です。

中医学には「未病」という言葉があります。未病はいろいろな解釈がありますが、簡単にいうと健康と病気の中間の状態にあるということです。健康とはいいきれないが、検査で原因が分かるような病気もないという意味です。

実際には、私たちは発病しない段階の水面下で、未病の状態と健康な状態を行ったり来たりしています。私たちの体内では、どんな検査法でも感知されない小さな病気や小さな異変が絶えず起こっているのです。それが未病という状態です。

自律神経を整えておくということは、この未病を治す、つまり明確な病気になる前に健康状態に戻すための大きな力になります。東洋医学では、未病を治す医師、つまりはっきりした病気になる前にその危険を察知して病気の芽を摘む医師こそが名医とされます。私たちは、自律神経というその名医を各自の体の中に持っているのです。

せっかくの名医がしっかり働いてくれるように、自律神経の中枢がある脳神経を育て、自律神経の働きを良くすることを実践していきたいものです。

生きやすい神経はスイッチオン

自律神経を整えるための方法は、いろいろなものがあります。対話をイメージしてバランスをとったり、呼吸法を兼ねてお茶を楽しんだり、自然体の姿勢や動きを心がけたりすることはすべて自律神経を整えるのに役立ちます。

これらの方法も含めていえるのは、電気にたとえるなら「抵抗なくスムーズに流れるスイッチオンの状態」で、自律神経は働きやすくなるということです。日々、診療していると、体の中が「抵抗だらけ」というような人によく会います。例えば、重力に逆らう無理のある姿勢を続けていたり、いろいろなものにやたらと頑張り過ぎていたりという具合です。

足を上げる行進の歩き方は重力に逆らう歩き方ですが、これを山歩きやハイキングでやって、膝や腰を痛める人もいます。せっかくの自然に触れる機会に、自然に逆らっていることになります。山登りは一歩一歩を大切に踏みしめて、周りの自然を大いに味わうようにしてください。歩き方だけではありません。健康のために水泳をしている人も多いのですが、「いつも100mを必死で泳いでいます。これ以上泳げません」などと頑張り度をアピールする人がよくいます。それを聞くと、必死で水に抵抗しながら泳いでいるのだなと思います。

せっかく健康のために水泳をしても、こういう抵抗だらけの泳ぎ方では自律神経を整えるどころか、逆に乱しかねません。そんなとき、私はこう言います。

「それは泳げない人の泳ぎ方ですよ。泳げる人はそんな泳ぎ方はしないで、まず水に浮くことから始めるのです。ゆったりと水に浮かんでから、気持ち良く感じるスピードと泳ぎ方で水泳を楽しみましょう」とアドバイスするのです。地上では下に向かう重力、水中では上に向かう浮力に逆らわないということです。

水と争うように躍起になって泳ぐと、自律神経のうち、緊張状態を作る交感神経の働きばかりが強まってしまいます。

上手に活用すれば水泳は自律神経や脳神経を整えるのにたいへん効果的です。水泳中は普段よりも深く呼吸をするので、自然と腹式呼吸になり、自律神経をコントロールすることにつながるからです。

「腕の始まりは肩ではなく肩甲骨」といいましたが、水泳のときには、まさしく肩甲骨から腕を大きく使う動きをします。これは自然体の動きなので、脳神経や自律神経の働きを整えるのに役立ちます。

また、ウォーキングなどもそうですが、水泳は一種のリズム運動です。リズミカルに体を動かすことは、神経伝達物質のうち、心身を安定させるセロトニンの分泌を促すことが知られています。

ゆったりマイペースで楽しみながら泳げば、いろいろな意味の抵抗がなくなり、水と一体化して自然で自由な泳ぎ方ができるはずです。それを楽しめば、自律神経の働きを整えることにつながります。

私たちの心身はいつも揺れ動いているので、抵抗をなくしてスムーズな流れを維持しようと思っていても、心身にいろいろな抵抗が生じることはよくあります。大事なのは、自分の中に抵抗があって、神経伝達にせよ血液やリンパやエネルギーの流れにせよ、「スムーズに流れていない」「なんとなくギクシャクしている」と自覚することです。

あくまでもイメージでよいのですが、そんな観点で自分自身をチェックしてみてください。自分で心身に何らかの抵抗が生まれていると感じる場合は、休息や睡眠を多めにとったり、好きな趣味に時間を費やしたり、ほど良く体を動かしたりして神経やエネルギーの流れをスムーズにするのがよいと思います。

エネルギー保存の法則を意識する

物理学の大原則にエネルギー保存の法則という不変の法則があります。エネルギーは目に見えないので漠然としたイメージになりがちですが、すべてのものや現象に内在するもので、一言でいうなら「動かす力」です。

そして、「エネルギーは移りゆくものであるが、なくなるものではない」というのがエネルギー保存の法則です。エネルギーには、動いているものが持っている運動エネルギー、高いところにあるものが持っている位置エネルギー、熱エネルギー、電気エネルギー、原子エネルギーなどさまざまな質と量のものがあり、これらが相互に行き来して世界が形成されています。手術ではさまざまな道具を用いますが、破裂してくも膜下出血を起こした脳動脈瘤をクリップするという器具があります。動脈瘤に近づくまで術者の手の力でしっかり開いたクリップを、動脈瘤の根っこに静かに持ってきて離します。するとクリップが閉じて、動脈瘤の処理が完了します。このときは術者のエネルギーをクリップに託しているという感覚です。音楽家は楽器に、芸術家は絵筆に、料理人は包丁に、野球ではバットにそれぞれのエネルギーを託します。そのエネルギーが作品という結果を生み出します。

体の中のエネルギーは、一日の始まりと終わりでは質と量が違ってきます。一日の終わりにはエネルギーの減少を疲れとして感じるので、夜にはエネルギーを補給して心身の傷んだところを修復することが大事です。

飲食物にもエネルギーがあり、それを体に取り入れて私たちは生きていますが、取り入れるときの消化にもエネルギーが必要です。そのため、暴飲暴食してしまうとかえってエネルギーの無駄遣いにつながります。すると、多くのエネルギーを必要とする脳神経の修復に回らないという事態も起こり得ます。

飲食物はバランス良く適量をとることが脳神経のために重要です。脳の主要なエネルギー源は糖質ですが、脳に必要だからと甘いものをとり過ぎるのはおすすめできません。甘いものの過剰摂取は緊張状態を作る交感神経の働きを高めるといわれています。脳のためには、糖質も含めて偏りなく摂取することが大事です。

栄養学的な脳のエネルギーは糖質ですが、広い意味で脳のエネルギーになるものがほかにもあります。それは、心から楽しんで行う趣味や人との交流、好きな絵画や音楽を楽しむことなどです。休日は、こうしたさまざまな形の外部エネルギーを、自分の脳に取り込むために活用することをおすすめします。

脳のエネルギーを補給するには、頑張るのではなく楽しむことが大切です。健全な遊びや娯楽や学習は脳の外部エネルギーとして重要です。

上手に取り入れて効率良く使い、周りにもそのエネルギーを分けてあげれば、そのエネルギーは回り回って自分に返ってくることになります。このエネルギー保存の法則を意識してみてください。疲れ方が違ってきて、よりイキイキと過ごせるようになるはずです。

脳神経は変えることができる！

近年、脳科学の分野で注目されている言葉に「脳の可塑性」があります。可塑性とは、分かりやすくいうと「形を変えられる」ということです。「塑」とは、土をこねて物の形を作ることを示す漢字です。

もちろん脳の形そのものを粘土のように変えられるわけではありませんが、脳はかつて思われていたより、必要に応じてその姿を変えるということが分かってきたのです。

人間の脳は、生まれた時点で完成ではなく、その後も発達していきます。脳の神経細胞は生後1～2カ月でほぼ大人並みの数になりますが、質的な成長と発達は10～20代前半まで続きます。

かつては、大人になったら脳は固定されて発達は終わると考えられていました。しかし最新の研究により、脳は一生、変化・成長し続けることが分かったのです。また、脳の弱いところやダメージのあるところを意識的に刺激することで、脳の働きが補完されたり、修復されたりすることも分かってきました。

例えば脳梗塞などで、指を動かす神経がダメージを受けて指が動かせなくなったとしても、頑張ってリハビリを続けていくと、近くの損傷を受けていない神経細胞の軸索が損傷部位に伸びたり、ほかの神経細胞と連係したりして、指を動かせるようにカバーしていくということが起こります。これが脳の可塑性です。

脳の神経細胞のニューロン同士が活発につながり、シナプスで情報をやりとりすることによって、こうした脳の可塑性が発揮されます。脳の神経細胞そのものは、海馬など一部を除いて再生や新生はしないものの、ニューロン同士のつながりによって、失われた機能や低下した機能を補うことができるというわけです。

病気などで脳がダメージを受けても、諦めずに根気良くリハビリを続けたり、脳に良い刺激が入るような学習や趣味を行ったりすることで、脳は復活するのです。

これに関連して、最近、従来よりも重視されるようになってきたのが「グリア細胞」です。脳にある細胞は大別して神経細胞とグリア細胞があります。脳の働きそのものを担う神経細胞に対し、グリア細胞は神経細胞が良い環境で働けるように環境作りをします。

脳には、神経細胞の数のおよそ10倍のグリア細胞が存在します。かつては、グリア細胞は脳の隙間を埋めるための細胞で、単なる神経細胞の物理的な支持細胞であると考えられていました。ところが、グリア細胞は神経細胞が生存、発達するために不可欠な細胞で、栄養補給やエネルギーの調整、神経細胞の記憶や学習の補佐、環境作りなどを行っていることが分かってきたのです。

脳の可塑性に関しても、グリア細胞がきちんと働くことで、活発なニューロンのつながりができると考えられています。脳の神経細胞は海馬など一部の場所を除いて増殖しませんが、グリア細胞は増殖することも分かっています。グリア細胞の増殖を促すには、十分な睡眠とバランスのとれた栄養をとることが重要です。

生活を見直して無理をせず自然体

脳のためにも自律神経のバランスをとるためにも、「無理をしない自然体」が最適です。「自然体」は脳神経の働きを良くする重要なキーワードです。

しかし、日々いろいろな出来事があり、忙しさに追われるなかで、自然体でい続けることが難しい場合ももちろんあると思います。一日を無理なく過ごし、心身ともに健全であることは理想的ですが、現代社会に生きているとつい無理をしがちです。

そんなときに肩の力を抜いて自然体を取り戻す一つのコツは、季節の移り変わりや地球の重力、月の引力、木々が作り出す環境など、身近にある自然に触れることです。都会にいても、月や星を見たり、木々を見たり、風を感じたりすることはできます。どこにいてもさまざまな自然がありますが、通常はこれをほとんど意識していません。しかし、そこに自然は常に存在します。ちょっとした自然であっても、意識してみることで気持ちが豊かになります。

夜空を見上げるというのも、夜ならすぐにできる自然との触れ合い方です。雲がなければ、見上げるだけで多数の美しい星が目に入ります。それぞれに輝く星が、気が遠くなるほどの時間、そこに存在していると思うと自然の偉大さに圧倒されます。ただ眺めて宇宙に思いをはせるだけで気持ちも落ち着いてきます。

さらに、星座の物語や伝説は人々が長い間の知恵で創り上げて伝えているものです。

そんな知識を少しでも備えておけば、しばし現実を忘れて想像の世界に浸る豊かな時間を過ごせます。最近はスマホのアプリを使うと星や星座の位置を示してくれるので、知識が少なくても楽しめます。

無理をせず自然体でいるためには、時には執着を捨てなければならないこともあります。何かに執着し続けていると、どうしても心身がこわばった状態になるからです。人生では、もちろん諦めない粘り強さも大切ですが、時には潔く手放すことも必要です。「諦めることと諦めないこと」というキーワードを頭においておき、どちらにすべきかを意識して振り分けていくことも大切な作業です。

また、嫌な記憶があると、それを思い出すたびに心身に力が入ってしまうという場合もあると思います。そんなときには、「過去の事実は変えられないが、記憶に伴った解釈は変えられる」ということを知っておくと役立ちます。

事実は変えようがないのですが、「あの人の言ったことには、もしかするとこんな意味があったのかもしれない」「嫌な思いをしたけれど、そのおかげで分かり合える人が増えた」など、脳で上書きしていくことで、その出来事をポジティブにとらえていくことも可能です。そういう面では、脳はかなりフレキシブルな働きをしてくれます。「明日のために変えていく」という視点で上手に上書きし、肩の力を抜いてみてください。

くり返しが重要だが、同じではなく螺旋階段を上っている

脳の短期記憶を本格的な記憶として定着させるには、くり返しが重要です。誰しも学生時代には英単語や歴史の暗記のために、反復しながら苦労して記憶していった思い出があると思います。地味ですが、どうしてもその反復は脳に定着させるために必要になります。

記憶のためだけでなく、脳は何かと反復を求めます。脳卒中などで半身麻痺などの後遺症が起きたとき、そのリハビリでは反復が何より大切です。

『青春の光と影』などの曲で知られるカナダの有名なシンガーソングライター、ジョニ・ミッチェルは、２０１５年に脳動脈瘤破裂によるくも膜下出血を発症し、最初は

ベッドから起き上がれない状態でした。ところが、何回も何回も粘り強くリハビリをくり返すことで「できるようになった」と英字新聞に発表していました。

9歳のときに小児麻痺を克服したジョニ・ミッチェルは、「(2015年の病気で)また歩けなくなって、歩き方を練習する羽目になった。今でも歩くことに悪戦苦闘している。でも私はファイターで、アイルランド人の血が流れているから、〝もう一つの戦いが始まった〟と思っている」と希望を持って努力していることも語り、同じような障害を受けた人々を励ましていました。

脳に記憶を定着させたり、脳の機能を取り戻したりするためにくり返す作業は、単調かつ堂々巡りのようで嫌になってくることがよくあります。そんなとき私は「同じ円上をクルクル回っているわけではない。同じ位置に見えるけれど、これは螺旋階段で、次第に上に上っているのだ」と思うようにしています。

同じ平面をくり返し回っていると思うと嫌になりますが、回りながら上に上がっているのだと思うと、やる気も湧きやすくなります。何かをくり返しやって脳に覚えさせなければならないときには、ぜひ螺旋階段をイメージして乗り切ってください。

脳を育てて80歳まで現役、１００歳まで元気に

私はできるだけ脳をうまく育てながら、80歳まで現役の脳外科医を務めて手術も執刀し、１００歳まで元気でいることを目標にしています。そのためにいろいろと心がけていることを参考までに紹介します。

末梢の自律神経を整えるためには、その中枢の脳内神経伝達物質のコントロールが必要です。これを意識することが基本にあります。

生活や仕事全般については、「欲張らない」「無理しない」「丁寧に」ということをモットーにしています。いずれも行き過ぎに注意して自己管理を怠らないように努めています。

「丁寧にやる」というのは、生活面でもですが、とりわけ脳外科医にとっては大切なことです。生活面で乱雑にしていて、手術のときだけ丁寧にできるはずもないので、生活そのものを丁寧にやるようにしています。

今から大幅な発展を目指すというよりは、今の力を維持して、そこに少しずつ改良を加えていければよいと考えています。そして、現実的には同じところにいても、昨日と今日は違うので、「異なる毎日」ということを意識しています。

夜は飛行機のビジネスクラスの食事をとっているようにイメージして、次のところに行くつもりで日々のなかでの変化を楽しんでいます。ちなみに休日は、ファーストクラスでの食事をとるというイメージで過ごしています。

想像上の移動だけでなく、実際に飛行機で仕事や趣味のためによく遠出します。

毎日の睡眠は6・5時間±30分です。睡眠時間が日によってあまり長くなったり短くなったりしないように、±30分に収まるように心がけています。睡眠時間が極端に長い日や短い日があると、自律神経のバランスや体内時計が乱れやすくなるからです。

体重は、増減があっても±0・5kgに収まるようにしています。毎日の食事は基本的には検食を兼ねて病院食をとっていますが、自分でも食事を作ります。時にはお酒も飲みます。

若い頃、救急病棟にいたときにいつ食事がとれるか分からない日々だったため、朝食でひととおりの栄養をとっておくように工夫していました。今もその習慣が続いており、朝食は病院食に自分で30品目を目標にプラスしてとっています。

食事で心がけているのはバランス良くとることくらいですが、腸内細菌の育成だけは心がけています。育成というと妙に感じられるかもしれませんが、実際に腸内細菌をかわいがって育てるというようなイメージで食事をしています。

腸内細菌は細菌自体を補充しても、腸内で育たなければ意味がないからです。腸内環境には民族的差異があるので、伝統的な食事が基本と考えています。そこで、腸内の環境作りに役立つミソや納豆、ヨーグルトなどの発酵食品や、腸内細菌のエサになる食物繊維の多い野菜などをとっています。

腸には、腸管神経系という第3の自律神経とも第2の脳ともいわれる神経叢《しんけいそう》が存在します。それを健全に働かせるためにも、腸内細菌を育てることが重要と考えています。なぜなら腸内細菌が腸内神経叢の神経伝達物質を作り出して、脳との連絡をとっているといわれているからです。

脳の刺激と仕事と趣味を兼ねて、いつも何かの学習をしています。仕事に関わる学習はもちろん常に行っていますが、それとともに孫たちが幼稚園児から高校生までいるので、それに合わせて勉強し、孫たちに学習のコツを伝授したりしています。

語学は英語、フランス語、中国語をやっており、いろいろな脳の部位を刺激しているように感じています。マルチリンガルの脳機能を調べた論文で、実際それぞれの言語で違う部分が働いているデータがあります。

読書はランダムに何でも読みます。最近の小説や評論から古典文学、英語のミステリー、理数系の本など、どれも楽しんでいます。

体を動かすほうは、水泳とストレッチ、軽い筋トレをやっています。あまり頑張ってムキムキになるような筋トレはしません。ボディビルよりブレインビルを意識しています。

音楽はジャズやクラシックなどを鑑賞するのに加え、自分でピアノを弾きます。ピアノは、幼少時から小学校時代までやっていました。よくある話だと思いますが、その後はやらなくなり、子どもたちが習い始めたときに一緒に始めて今も続けています。

実は脳外科医にとってピアノの演奏は良いトレーニングになります。手術中は右手と左手で違うことをしながら、しっかり左右の手を意識しておくことがたいへん重要だからです。

手術では通常は右手を左手でサポートしますが、患部の位置や角度によっては逆になることもあります。そのため、左右の手を同じように使えるようにしておいて、かつ左右をしっかり意識できる脳との連係が大切です。そのトレーニングに、左右の手で違う動きをするピアノ演奏が最適なのです。脳外科医にはそのような理由で、ピアノやドラム演奏をする人が比較的よくいます。

ほかに趣味としては絵の鑑賞のほか、自分でも少し絵を描きます。これも手術のスケッチをしたり、空間をとらえる感覚などの訓練にもなります。絵に限らず芸術は良いものに触れて脳の栄養になるよう意識しています。所用の移動で高速道路の運転もしますが、2、3時間の手術をしているような感覚で集中して運転します。

いつも自分の心身をモニタリングするように体調を客観的に判断し、それに合わせて睡眠や食事をとっています。早寝早起きで、夜は9時か10時に寝て朝は3時半から4時に起きます。

全般的に物事は、平均70%をキープできればよいと考えています。

趣味や勉強といえども、診療や手術に役立ちますので、捨てるところがない魚や野菜のように時間を有効に使うことを心がけています。

自分の仕事や家庭で少し役立ちそうな趣味なら続ける意義もあり、ストレス対策としても有効と思います。そんな趣味を何か新たに始めてみませんか。

おわりに

私は、もともとは理工学を志望していました。1969年の月面着陸をテレビで見たり、鹿児島県の内之浦海岸で実物のロケットを見たりして、NASAで仕事をしたいと考えたからです。そんなこともあって、2024年2月のH3ロケット打ち上げ成功は非常にうれしい出来事でした。

結局、理工学部には進まず、親族に医療関係がいなかったため請われて医学部へ進みました。「ロケットの中枢はエンジン、人体の中枢は脳神経」ということで、機械を人間に置き換えたというわけでもありませんが脳神経外科の専門医になりました。専門医になって救急病院で勤務したのち、自分の思うような医療をしたくて開業しました。勤務医時代から数えて通算7000件以上の手術に関わり、さまざまな場面を経験してきました。

外科の手術はチームで行いますが、執刀医は一人なので、基本的に外科医は孤独です。特に脳神経外科は小さな部位を顕微鏡で見ながら厳しい手術に臨むので、さらに孤独な闘いになり、これに慣れて集中する必要があります。

例えばF1レースはチームで取り組み、メカニックやエンジニアの人たちはそれぞれの役目を果たしていますが、結局はドライバーがしっかりテクニックを使って運転しないとレースは成り立ちません。チームだけれども、最終的には一人でやらなければならず、自分の手に成否がかかっています。脳外科の手術も似たような感じです。

その孤独、不安、恐怖などに向き合ってきちんと仕事ができるようにと、若い頃からいろいろな自己管理を行ってきました。その中心は脳神経の管理であったと思います。

医学部に入り、医師免許をいただき、専門医資格を取り、とそれぞれの関門にも多少のストレスはありましたが、本格的なストレスはその後でした。これはどの道でも同じと思います。資格や免許や地位はその場で活動するための必要条件に過ぎず、義務も生じます。その場でストレスのない世界に近づくための十分条件を満たすには、時間や経験の中で学ぶさまざまな要素を加えねばなりません。それを取り入れる手段が脳神経の管理です。そしてこれがストレスのない幸せの方程式を解くためのカギになります。

脳神経や自律神経の管理がうまくできずに余分なストレスを抱えてしまう人が多い今、その内容を広くお知らせできたらと考えて本書をまとめました。紹介した方法論は、すべて私自身が実践しているものです。ランダムに紹介したので、分かりにくいところもあり、合うもの・合わないもの、できるもの・できないものがあるかもしれませんが、興味が湧いたものや無理なくできるものから取り入れてもらえれば幸いです。また、これらをアレンジして、組み合わせてやってみるのも効果的だと思います。

医療は総合科学ですが、なかでも外科はScience and Art（科学と芸術）といわれます。世の中のさまざまな分野で同じことがいえますが、自分なりの合理性と美を追求していけば、ストレスの入る余地はなくなります。そこは競争の世界ではありません。

私の誕生日は１９５６年２月29日で、本書が出版される２０２４年は閏年《うるうどし》なので17回目の誕生日を迎えました。実際には68歳になりますが、幸い心身ともに充実しています。

ちなみに最近のある日の過ごし方を挙げると、５時間の手術を行ったのち外来診療し、夕方硬くなった心身調整の水泳を５００ｍほど行い、ワインを１杯飲んで、９時就寝、３時半起床でした。脳外科の手術は長時間に及ぶことが多いのですが、おかげさまで体力的にも精神的にも不安なく行うことができています。

それも長年実行してきた、自分なりのストレスマネジメントの賜物だと思っています。本書で紹介した脳神経や体の基本的な働きや自然の法則を意識する方法は、難しい理屈や理論は必要なく、いろいろな場面でどなたでも活用できると思います。そしてこれを参考に独自の方法を見いだしていってください。この実践的方法が少しでも役立てば患者さんが良くなっていく姿を見るのと同じようにうれしく思います。

古賀久伸（こが ひさのぶ）

森の木脳神経脊髄外科院長
1956年福岡県生まれ。長崎大学医学部卒業後、臨床医として42年間、特に脳神経外科医として約7000例の手術に関わる。68歳の現在も現役の脳神経外科医として執刀。80歳まで現役で手術ができる医師を目指している。
1992年、森の木脳神経脊髄外科を開院。同院院長 脳神経外科専門医 脊椎脊髄外科専門医

本書についての
ご意見・ご感想はコチラ

脳神経外科医が教える
頭と体からアプローチするストレスマネジメント

2024年10月30日　第1刷発行

著　者　　古賀久伸
発行人　　久保田貴幸

発行元　　株式会社 幻冬舎メディアコンサルティング
〒151-0051　東京都渋谷区千駄ヶ谷4-9-7
電話　03-5411-6440（編集）

発売元　　株式会社 幻冬舎
〒151-0051　東京都渋谷区千駄ヶ谷4-9-7
電話　03-5411-6222（営業）

印刷・製本　中央精版印刷株式会社
装　丁　　野口 萌
装　画　　千野エー

検印廃止

ISBN 978-4-344-94834-1 C0047
幻冬舎メディアコンサルティングＨＰ
https://www.gentosha-mc.com/